健康21シリーズ ⑩

腎臓病の人の食事

病態／**北本　清**　杏林大学医学部名誉教授
栄養指導／**本田 佳子**　女子栄養大学教授
　　　　　塚田 芳枝　杏林大学医学部付属病院栄養部
調理／**高橋 敦子**　女子栄養大学名誉教授

女子栄養大学出版部

腎臓病の病態と治療　北本 清

はじめに …… 4

腎臓についての基礎知識 …… 6
腎臓のしくみ …… 6
腎臓の位置と大きさ／腎臓の構造／ネフロン／その他の重要な構成部位
腎臓の働き …… 9
ネフロンの機能／その他の機能
コラム／慢性腎臓病（CKD）という新しい概念 …… 24

腎臓病のおもな症状 …… 12
尿の異常／むくみ（浮腫）／高血圧／腰痛・背部痛／高窒素血症、貧血、尿毒症

腎臓の病気とは …… 16
急性腎炎症候群／慢性腎炎症候群／ネフローゼ症候群／急速進行性腎炎症候群／慢性腎不全／急性腎不全

いろいろな病気に合併する腎臓病 …… 28
生活習慣病と腎臓病／膠原病に合併する腎臓病／その他の全身性の病気に合併する腎臓病／遺伝する腎臓病

腎臓病の人の食事　本田佳子

食事療法の基本 …… 31
腎臓病の食事療法のポイント …… 31
塩分（ナトリウム）の制限／たんぱく質の制限／エネルギーの確保／カリウムの制限／水分の制限／その他
腎臓病のための治療用特殊食品 …… 41
たんぱく質をおさえた食品／エネルギーを補給する食品
外食アドバイス …… 42

急性腎炎の食事のポイント …… 43
慢性腎炎の食事のポイント …… 43
ネフローゼの食事のポイント …… 44
慢性腎不全の食事のポイント …… 44
透析治療期の食事のポイント …… 45
● 治療用特殊食品の問い合わせ先 …… 48

一日献立・一品料理集
献立／本田佳子　塚田芳枝
調理／高橋敦子

一日献立集
◆ たんぱく質70gの春の献立 …… 50
◆ たんぱく質50gの夏の献立 …… 78

● 健康21シリーズ⑩

腎臓病の人の食事 [目次]

CONTENTS

- 「腎臓病の人の食事」栄養成分値一覧 …… 146
- 標準計量カップ・スプーン、はかりの使い方 …… 144
- 病気を予防する四群点数法の基本 …… 138

一品料理集
- ◆高エネルギーの料理① …… 106
- ◆高エネルギーの料理② …… 110
- ◆主菜を兼ねたごはん・めん料理 …… 114
- ◆良質のたんぱく質がとれる主菜 …… 118
- ◆たんぱく質をおさえた主菜 …… 122
- ◆カリウムと塩分をおさえた副菜 …… 126
- ◆治療用特殊食品を使った料理 …… 130

- ◆たんぱく質70gの夏の献立 …… 54
- ◆たんぱく質60gの春の献立 …… 58
- ◆たんぱく質60gの夏の献立 …… 62
- ◆たんぱく質60gの秋の献立 …… 66
- ◆たんぱく質60gの冬の献立 …… 70
- ◆たんぱく質50gの春の献立 …… 74
- ◆たんぱく質50gの夏の献立 …… 82
- ◆たんぱく質50gの秋の献立 …… 86
- ◆たんぱく質50gの冬の献立 …… 90
- ◆たんぱく質40gの春の献立 …… 94
- ◆たんぱく質40gの夏の献立 …… 98
- ◆たんぱく質30gの秋の献立 …… 102

- コラム●動脈硬化予防に魚がすすめ …… 109
- 選ぼう！ エネルギーアップ食品 …… 113
- 「アミノ酸スコア」とは？ …… 121
- 少ないたんぱく質を多く見せるテクニック …… 125
- "スパゲティ"を"低たんぱくスパゲティ"にかえると…… 133
- "ごはん"を"たんぱく質1/10ごはん"にかえると…… 137
- レトルトごはんをおいしく食べるくふう …… 137
- 治療用特殊食品を使ってバラエティ豊かな食生活を！ …… 130
- たんぱく質をおさえたいときに① …… 132
- たんぱく質をおさえたいときに② …… 134
- エネルギーを補いたいときに …… 136
- 低塩の調味料 …… 136

デザイン●VNC
撮影●川上隆二
編集協力●足立礼子／川俣千恵
イラスト●中島万紀／藤本忠廣

●図1　腎臓の位置

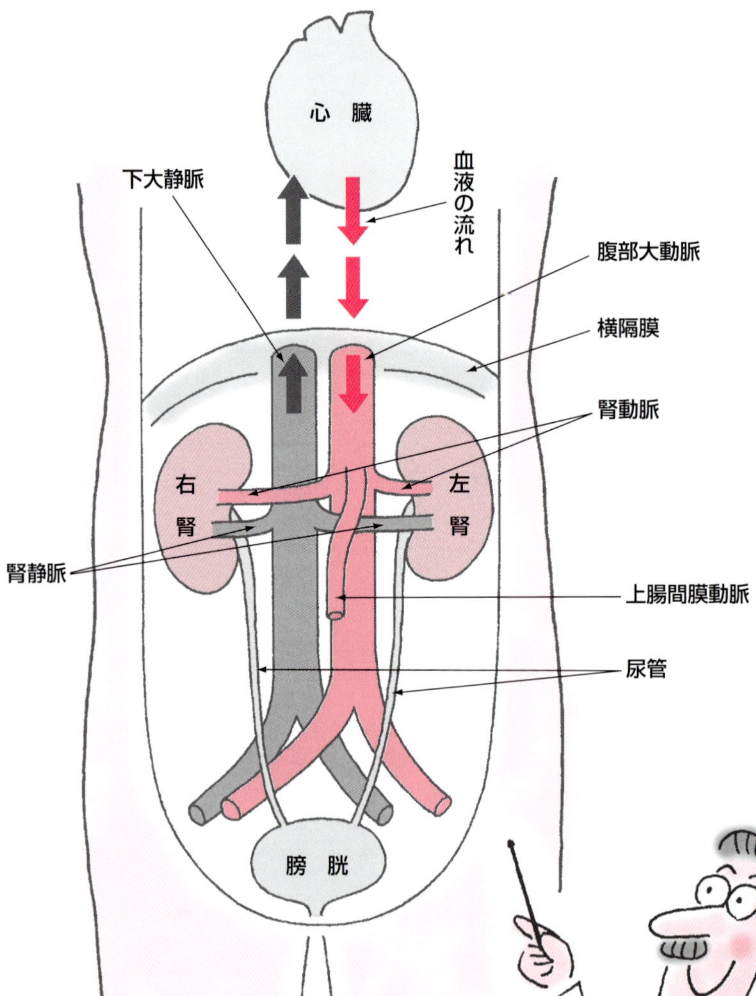

心臓
下大静脈
血液の流れ
腹部大動脈
横隔膜
腎動脈
右腎
左腎
腎静脈
上腸間膜動脈
尿管
膀胱

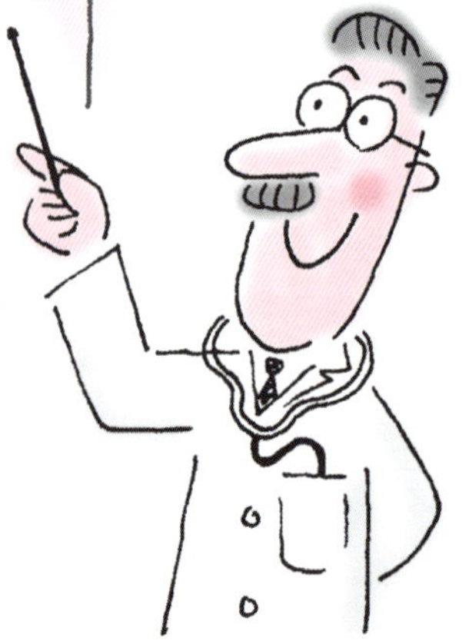

腎臓病の病態と治療

杏林大学医学部名誉教授　北本　清

はじめに――生命活動と腎臓

生命の起源とはいかなるものでしょう？

生命が誕生したのは、太古の海水中であったと考えられています。

いまから35億年ほど前、大気中や海水中に多く含まれるようになった有機化合物から細胞が生まれ、そこに生命が宿りました。やがてこの細胞は、海中から有機物をとり入れて生活するようになりました。

細胞の周囲は海水ですから、細胞の内で代謝されたものは、すぐに海水中に排泄されることになります。したがって、海中の原始的な生物には、体内で代謝された老廃物を体外に排出する器官しかありませんでした。

その後、長い時間を経て、この生物が進化し、淡水中や陸上といった海のない環境で生活するようになってきます。するとこんどは、塩分を体の外に捨てないような機能、さらには水分も体の外に捨てずに再利用するような機能を有する器官ができてきました。

すなわち、海水のないところでも、細胞の周囲には太古の海水と似たような環境を保っておく器官が発生してきたのです。その一つが人間の腎臓です。

われわれの身体を構成するさまざまな物質の中で、液体の成分を「体液」といい、体重の約60％を占めています。主成分は水ですが、その他に、ナトリウムなどの塩分に代表される電解質（ミネラル）やたんぱく質など、さまざまな物質が溶け込んでいます。その液体の状態が一定であることを「体液の恒常性（ホメオスターシス）」といい、それがあるからこそわれわれは、生命活動を支障なく行なえるのです。

特に細胞の周囲にある体液を「細胞外液」（血液、リンパ液、間質液など）といいます。これを、クロード・ベルナール（肝臓のグリコーゲンの発見などで有名な19世紀のフランスの医学者）は「内部環境」と表現しました。この細胞外液が、太古の海水の状態と同じように一定に維持されることが、人間の生命活動にとって重要なのです。

このように腎臓は、生命活動を維持すると同時に、体内の代謝産物を排出するということと同時に、内部環境のホメオスターシスを維持するという、生命活動にとって非常に重要な役割を果たしています。

ここでは、その腎臓の構造、機能、さまざまな腎臓病と、それらの病態、症状、治療などについて、できるだけ簡単にお話ししようと思います。

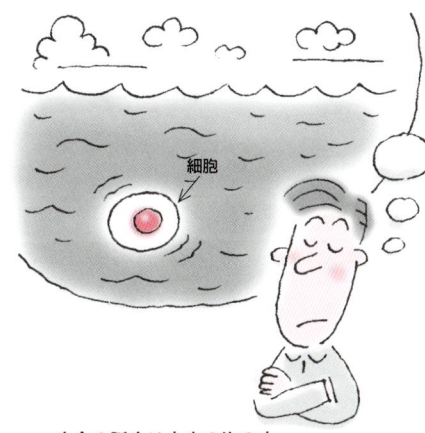

生命の誕生は太古の海の中…

腎臓についての基礎知識

腎臓のしくみ

●腎臓の位置と大きさ

腎臓は、腹部の背中側にあって、肝臓の下方に位置し、背骨の左右に一つずつ、対となってあります。呼吸運動(呼吸性移動)や体動によって、比較的移動しやすい臓器です(4ページ・図1)。

腎臓は、およそ握り拳くらいの大きさです。長さ9〜11cm、幅5〜6cm、厚さ4〜5cm、重さ120〜150gで、そら豆を大きくしたような形をしています。

ちなみに、心臓は、腎臓約2個分の大きさがありますが、その心臓が1回収縮して送り出した血液の20〜25％が腎臓に流れ込み、その量は毎分約1ℓ、

●図2　腎臓の断面

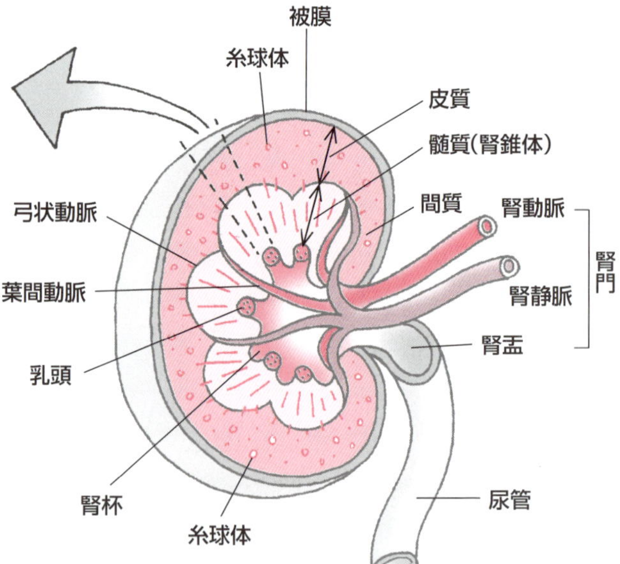

被膜
糸球体
皮質
髄質(腎錐体)
間質
腎動脈
腎静脈
腎門
弓状動脈
葉間動脈
乳頭
腎盂
腎杯
糸球体
尿管

●図3　ネフロン

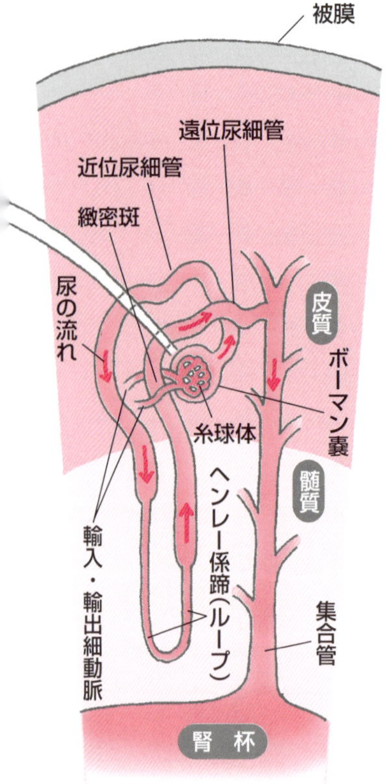

被膜
遠位尿細管
近位尿細管
緻密斑
尿の流れ
ボーマン嚢
糸球体
皮質
髄質
ヘンレ係蹄(ループ)
輸入・輸出細動脈
集合管
腎杯

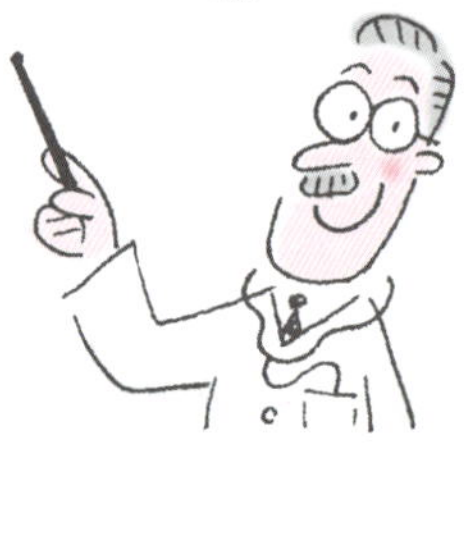

1日で1300〜1500ℓに達します。腎臓は、小さいながら、じつはたいへんな量の血液を処理しているのです（8〜9ページ・図5、6）。

● **腎臓の構造**

腎臓の内側中央部にそら豆のように凹みがあり、腎動脈、腎静脈、リンパ管、神経、尿管の出入りする腎門があります。心臓から出た血液は腹部大動脈を通り、腎動脈を経て腎臓に流入し、腎臓からは腎静脈を経て下大静脈を通り心臓にもどります。尿管は腹膜の後側を走行して骨盤に入り、膀胱に達します（図1）。

断面をみると、被膜という薄い膜の下に1cmほどの厚さの皮質があり、その内側に髄質があります。髄質は放射状にいくつかの腎錐体となり、その先端部は腎杯に面しています。腎杯がさらに腎盂を形成して尿管に移行します。腎杯、腎盂、尿管には平滑筋といいう胃や腸にもある筋肉が存在し、その蠕動運動によって尿が送り出されます。

● 図4　糸球体の構造（断面）

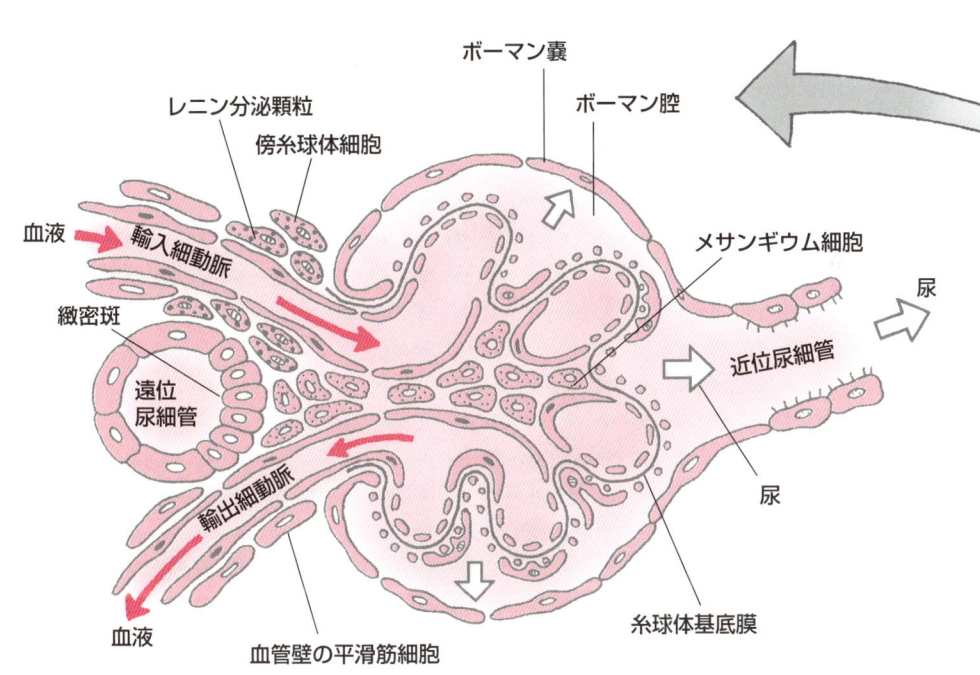

（6ページ・図2）。

●ネフロン

腎臓の最小機能単位をネフロンといいます。ネフロンは人間の場合、1個の腎臓に約100万個あり、糸球体（glomerulus）、ボーマン嚢、尿細管で構成されています。機能的に重要な働きをするのは糸球体と尿細管です（図3）。

糸球体（図4）

糸球体は直径0.2mmくらいの毛細血管が糸玉状になった球形をしています。その毛細血管の間にメサンギウムがあり、後述する糸球体腎炎などのおもな炎症の場になっています。この他に濾過機能を持つ糸球体基底膜などで構成されています。

また、糸球体に血液が出入りする血管の壁には平滑筋細胞があり、流入するほうを輸入細動脈、流出するほうを輸出細動脈といいます。この両者の収縮や拡張が糸球体の内圧をコントロールしており、糸球体内圧が高くなる

と過剰濾過という状態になって、糸球体障害につながると考えられています。

●その他の重要な構成部位

尿細管

ボーマン嚢から尿細管に移行し、近位尿細管、ヘンレー係蹄（ループ）、遠位尿細管、集合管となり、それぞれを糸球体で濾過された原尿が通過する間に、再吸収、分泌、濃縮、希釈などのいわば再調整を受けて、最終的に尿として排泄されることになります。

尿細管周囲毛細血管

糸球体から出た輸出細動脈は、尿細管周囲毛細血管となり、再調整した後の血液を腎静脈に導きます。

傍糸球体細胞（装置）

輸入細動脈、輸出細動脈と尿細管の一部が糸球体の近くで接する場所があり、そこにはレニンという酵素を分泌する顆粒細胞のある傍糸球体細胞（装置）があり、糸球体濾過量や血圧コントロールに関与しています。

●図5　一日の体液出納（体重60kgの成人の場合）

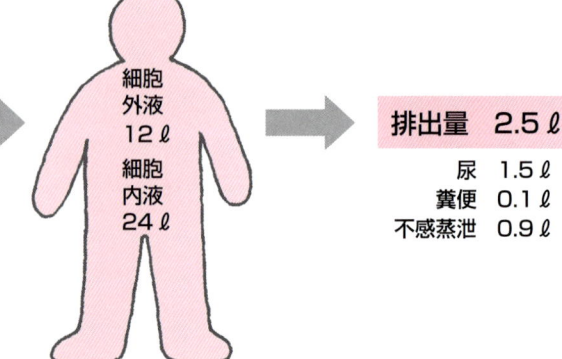

摂取量　2.5ℓ
　食物　　1.0ℓ
　飲料水　1.2ℓ
　代謝水　0.3ℓ

細胞外液　12ℓ
細胞内液　24ℓ

排出量　2.5ℓ
　尿　　　1.5ℓ
　糞便　　0.1ℓ
　不感蒸泄　0.9ℓ

腎臓の働き

間質

これまで述べてきたところ以外でいわば腎臓の支持組織ともいえるのが、間質です。ここにある細胞から、造血ホルモンともいえるエリスロポエチンが産生されています。

●ネフロンの機能

腎臓の働きを、大きくネフロンの機能とその他の機能に分けて考えたいと思います。

生体の内部環境の恒常性を保持するという観点からみると、ネフロンの働きが最も重要です。模式図としては11ページ・図8のようになるでしょう。

腎臓には一日約1300〜1500ℓ、毎分で約1ℓの血液が流入します。流入した血液は輸入細動脈から糸球体に入り、糸球体基底膜から水、電解質、アミノ酸、糖、低分子量のたんぱくなどが濾過されます。血液中にあって、生体にとって重要なたんぱく質であるアルブミンは、分子量が大きくて、正常人ではわずかしか尿中にもれ出ることはありませんが、さまざまな腎臓病で糸球体基底膜に障害が生ずると多量に排泄されるようになります。それが一般的な検査でも検出されるたんぱく尿です。

糸球体から濾過されてボーマン嚢内（ボーマン腔）に排出されたものを原尿と呼びますが、その量は一日の尿量の約100倍、150ℓくらいになります。ここでまず濾過が行なわれるということは、身体にとって有害なものや不用なものを早く排泄してしまうことにもつながります。

さて、原尿は、さまざまな機能や形の違った尿細管の中を通過しながら、再吸収や分泌という過程を経て最終的に排泄される尿になります。

特に近位尿細管というところでは、原尿中に濾過されたナトリウムをはじめとする電解質、アミノ酸、ブドウ糖、低分子量たんぱくなどが再吸収を受けて体内に戻ります。

●図6　腎臓の一日の処理能力

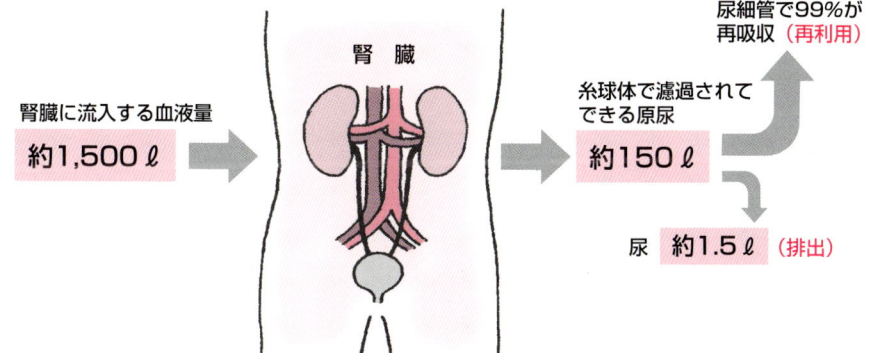

ヘンレー係蹄（ループ）というところでは、電解質、特にナトリウムの再吸収が最もさかんに行なわれます。このナトリウム再吸収を抑えると尿量が増加します。むくんだときに最も一般的に用いられる利尿薬にはそのような作用があり、ループ利尿薬と呼ばれています。

集合管というところでは、尿中のカリウム排泄量の最終的な調整が行なわれます。これに関与するのがアルドステロンという副腎から分泌されるホルモンです。また、ここでは水の再吸収も行なわれますが、これにはバゾプレシンという脳下垂体から分泌されるホルモンが重要な働きをします。たとえば、炎天下で汗を流して喉がかわくと脳の視床下部というところで血液中の水分が不足していることを感知して、脳下垂体からのバゾプレシンの分泌を促し、腎臓での水の再吸収を増加させるので、尿量は減少します。排泄された尿は、水分の割合の少ない黄色調の強い濃いものになります。水分を多く取りすぎたときはこの逆の状態となって、透明に近い淡い色の尿が多量に出ることになります。

これらの他に、尿細管では水素イオンの排出や重炭酸イオンの再吸収などを介して血液などの細胞外液を弱アルカリ性に保持する機能も持っています。そして最終的な尿量は一日約1.5ℓということになり、原尿の99％が再利用されたということになります（9ページ・図6）。

● **その他の機能**

腎臓は、前述したような内部環境を維持するような機能に加え、身体の内分泌代謝系にさまざまな関与をしています。代表的なホルモン様物質としては傍

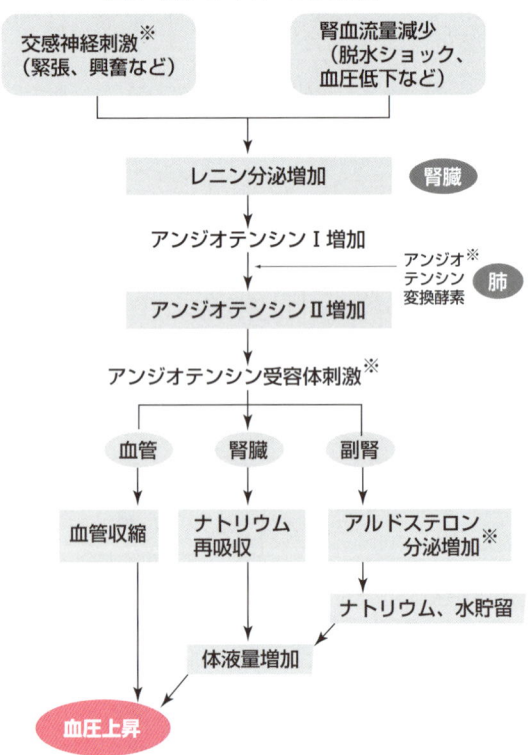

●図7　腎臓とレニン・アンジオテンシン・アルドステロン系—血圧・塩分コントロールとの関係

（※）この図から、降圧薬のなかに、交感神経遮断薬、アンジオテンシン変換酵素阻害薬、アンジオテンシン受容体拮抗薬、抗アルドステロン薬のあることがわかる。

●図8 ネフロンの構造と機能（模式図）

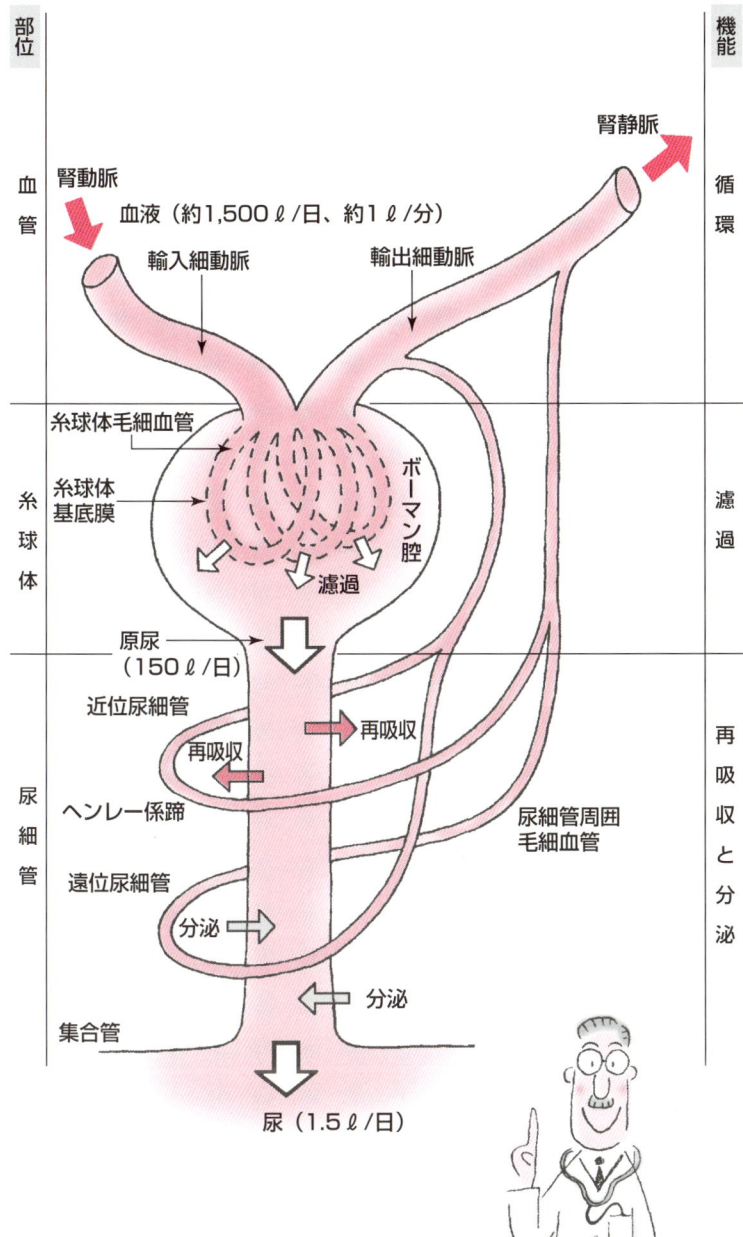

糸球体装置で産生されるレニンという酵素があります。これは肝臓で産生されたアンジオテンシノーゲンに作用してアンジオテンシンⅠを生成します。さらにアンジオテンシンⅠは肺でアンジオテンシン変換酵素の作用でアンジオテンシンⅡとなります。アンジオテンシンⅡは、ナトリウムの再吸収を促進したり、強い血管平滑筋の収縮作用

で血圧を上昇させたり、血管壁の平滑筋、心筋、腎臓のメサンギウム細胞、その他のさまざまな細胞の増殖成長を促進したり、副腎に作用してアルドステロンの分泌を亢進させたりとさまざまな作用を持っています（10ページ・図7）。このようなシステムをレニン・アンジオテンシン・アルドステロン（RAA）系といって、腎臓病や高血圧などを治療するうえで重要な意味を持っています。

一方、レニンを昇圧物質というのに対して、降圧物質ともいわれるプロスタグランジンは、腎臓の間質や集合管で産生されます。また、造血ホルモンともいわれるエリスロポエチンの90％は腎障害で産生されています。したがって、腎障害が進み腎不全になると、エリスロポエチン産生が低下して貧血（腎性貧血）になります。

さらに腎不全になると、カルシウムの腸からの吸収が低下して、腎性骨異栄養症という骨の病気にもなります。これは近位尿細管で、肝臓で合成され

た不活性型のビタミンDを腸管からカルシウムを吸収させる活性型（生体内で作用を発揮する）のビタミンD₃に変換できなくなるからです。

以上、腎臓の代表的な機能について簡単に述べました。わずか握り拳くらいの小さな臓器が一日に一般的な家庭用冷蔵庫で4〜6台分くらいの血液を黙々と処理して、人間の生命活動を維持するのに重要な役割を果たしているのです。

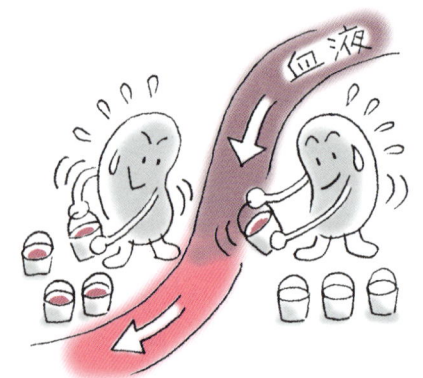

一日に冷蔵庫4〜6台分の血液を処理する腎臓

腎臓や肝臓は、サイレント・オーガン（静かな臓器）といわれ、病気があってもあまり自覚症状が出ないのが特徴といえます。したがって、健康診断などで腎臓病が疑われたら、自覚症状がないからといって、そのまま放置しておかないことがたいせつです。

代表的な症状としては、尿の異常、むくみ（浮腫）、高血圧、高窒素血症、貧血、尿毒症などがあります。

● **尿の異常**

尿量の異常

健康な人が体内で産生された代謝物質を排泄するには、一日に最低400mlの尿量が必要とされています。そこで、400ml/日以下の少ない尿量を「乏尿」と定義しています。すなわち、乏尿状態が続けば、体内に老廃物などが蓄積さ

腎臓病のおもな症状

れることになります。このような状態は急性腎炎、急性腎不全や慢性腎不全の末期でみられます。

また、一日100ml以下の尿量を「無尿」といいます。これは腎臓そのものに原因がある場合もありますが、大部分は尿の流れ路（尿路）の閉塞により尿が出なくなるからです。

それとは逆に、一日2000ml以上の尿量が続く場合を「多尿」といいます。腎臓病では、急性腎不全の回復期や慢性腎不全の初期にしばしばみられます。多尿は、尿崩症や糖尿病でも夜間にも尿量が増えるため（夜間尿）、排尿回数が増加して気がつくこともあります。多尿は、尿崩症や糖尿病でもみられます（図9）。

なお、尿の回数が多くなることを「頻尿」といいます。尿路の病気によくみられる症状です。前立腺肥大、膀胱炎など、尿路の病気によくみられる症状です。

たんぱく尿

健康な人でも一日に100mg（0.1g）くらいのたんぱくが尿中に排泄されますが、試験紙による検査では陰性となり

腎臓病でみられるたんぱく尿は、次の2つに分けられます。

①糸球体腎炎や糖尿病性腎症などの糸球体異常によって生ずる、分子量の大きなたんぱく質であるアルブミンが主体の糸球体性たんぱく尿と、

②カドミウムなどの金属や薬物などによる尿細管障害によって生ずる、比較的分子量の小さなたんぱく質が主体の尿細管性たんぱく尿です。

特に、糸球体性たんぱく尿が一日1000mg（1.0g）以上持続する場合は、腎機能低下が進行しやすいといわれています。

なお、尿路系の激しい炎症がある場合にも、たんぱく尿は検出されます。

腎臓や尿路以外の原因でもたんぱく尿がみられる、たとえば、骨髄腫などで血液中に特殊なたんぱく質が過剰に産生されて尿中にあふれ出る場合（ベンス・ジョーンズたんぱく尿）、血液が溶けて尿中に血色素という成分が排泄されるヘモグロビン尿、過度の運動後

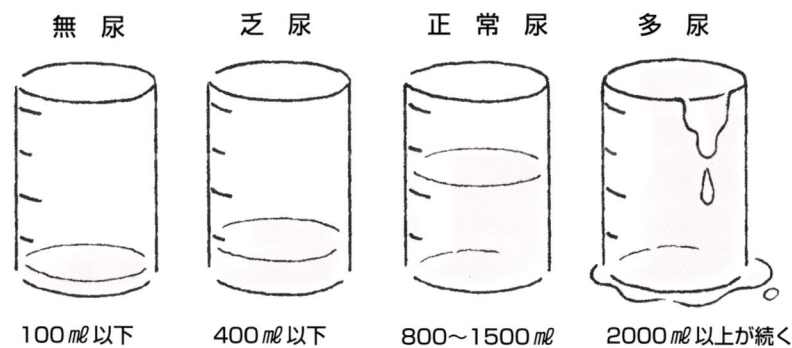

●図9　一日の尿量

無尿　　　乏尿　　　正常尿　　　多尿

100ml以下　400ml以下　800〜1500ml　2000ml以上が続く

などに筋肉が崩壊してみられるミオグロビン尿などがあります。

血尿

目でみて、明らかな茶褐色から赤褐色を呈する肉眼的血尿と、検診などで初めて指摘されるような、みた目では色調に異常はないのに、試験紙や顕微鏡検査などにより尿中に正常以上に赤血球が多数出ていると指摘される顕微鏡的血尿があります。

急性腎炎をはじめ、糸球体腎炎にはかなり高頻度でみられますが、腎臓や尿路の結石や腫瘍による出血であることがあります。特に中高年以上で血尿が発見された場合は、がんなどの悪性腫瘍の存在も念頭に置いて、自覚症状がないからといって放置しないでください。

●むくみ（浮腫）

むくみは、血管やリンパ管などの外側で、細胞と細胞の間の間質といわれるところに体液（間質液または組織液）が過剰にたまった状態をいいます。

腎臓病のむくみの原因には、

① 腎機能低下により体液が多量に貯留する場合

② 急性腎炎に見られるように毛細血管壁が水分を通過させやすくなって（毛細血管壁の透過性の亢進）、毛細血管の外側の間質に水分が移動した場合

③ ネフローゼのように、血管内に水分を引きとめておく力（膠質浸透圧）を持っているアルブミンが大量に尿中に失われ、低アルブミン血症になる場合

などがあります。

むくみは、まぶた（眼瞼）、下腿前面、足の甲（足背）などに出やすいのですが、ひどくなると、胸腔（胸水）や腹腔（腹水）にも体液がたまり、さらには全身性浮腫になることもあります。むくみは体液がたまりますから、その消長は体重測定で知ることができます。

一般的に、むくみを自覚するときには、ふだんに比べて1週間で2～3kg以上の急な体重増加があります。

なお、むくみといえば腎臓病といわれますが、心臓病、肝臓病、甲状腺などホルモンの異常、原因の明らかでない特発性浮腫や、鎮痛薬、降圧薬などが原因のむくみもあります。

●高血圧

腎臓と高血圧とは、非常に密接な関係があり、腎臓病が進行すると高血圧を合併しやすく、一方、高血圧を放置しておくと、腎障害を生ずることがわかっています。

腎臓病になると、

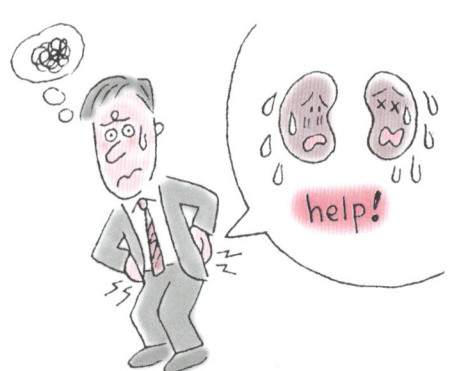

● 病態と治療

るべき窒素含有物質が増加して高窒素血症となります。その頃から腎臓で、エリスロポエチンの産生低下が始まり、腎性貧血が明らかになり、階段をのぼるときの息切れやだるさを感じるようになります。さらに腎機能が10％以下に低下すると、高窒素血症、腎性貧血もさらに進行し、高カリウム血症、高リン血症、低カルシウム血症などの電解質異常が認められるようになります。また、血液も、正常の弱アルカリ性から酸性に傾いてきます。5％以下になると、それらの症状の進行とともに、同時に蓄積されていたさまざまな臓器に障害を起こす尿毒性物質による症状が出現します。症状には、食欲不振、吐き気、嘔吐などの消化器異常、呼吸困難や肺水腫など呼吸器や心臓などの症状、皮下出血や貧血などの血液症状、さらに意識障害やけいれんなどの中枢神経症状などがあり、全身にさまざまな症状が出現するようになり、

① 水分やナトリウムなどがたまりやすくなり、体液量が増加する
② 血圧を上昇させるレニン・アンジオテンシン系の活性が高まる
③ プロスタグランジンなどの血圧を下げる物質の産生が低下する
などといったことが複雑に絡んで高血圧となります。

● 腰痛・背部痛

腎臓の表面を覆っている薄い被膜に知覚神経が来ており、急性腎炎などの急性炎症や結石などによる尿路閉塞などで、腎臓が急に腫れて大きくなると、その神経を刺激して痛みを感じます。徐々に進行して慢性の経過をたどる腎臓病では、この症状はほとんど出現しません。

● 高窒素血症、貧血、尿毒症

これらはすべて腎機能低下にともなう症状で、腎機能が正常の50％以下になると、血液中の尿素、クレアチニンなどの、正常であれば尿中に排泄され

● 表1　腎臓の働きとその障害によるおもな異常

働き	異常
水・電解質の調節	尿量異常（無尿、乏尿、多尿）　むくみ（浮腫） 高血圧　高カリウム血症など
酸・塩基平衡の調節	血液pHの酸性化（代謝性アシドーシス）
老廃物（代謝産物）の排泄	高窒素血症　尿毒症
内分泌・代謝の異常	腎性貧血　腎性骨異栄養症 高血圧

そのような状態を尿毒症といいます。

腎臓の病気とは

多いので、ここでは、食事療法が重要な治療法の一つとなっている症候群を中心に、腎臓病について解説します（図10、18～19ページ・表2、3）。

なお、食事療法が適応となるおもな腎臓病と症候群の関係は表2に簡単にまとめました。

また、糖尿病性腎症、ループス腎炎、腎硬化症、多発性囊胞腎などについては別に触れます。

腎臓にはさまざまな病気がありますが、その複雑な構造からわかるように、病気の起こる場所が腎臓に限られている場合を原発性腎疾患、全身性の病気の一部として腎臓が障害される場合を二次性または続発性腎疾患といいます。両者ともたいせつな濾過機能に関係の深い糸球体が障害される糸球体疾患が大部分です。

その原因には、ウイルスや細菌などの病原体の感染、免疫異常、先天性因子、薬剤、その他、さまざまなものがあります。

一般の臨床の場では、多くの腎臓病を、症状、経過、検査異常、病態などから大きくグループ分けをして、それらを「症候群」と呼んでいます。食事療法は症候群ごとに実施されることが

●急性腎炎症候群 （いわゆる「急性腎炎」。一般的には「症候群」という言葉をしばしば省略することがあります。図11）

概念

比較的急激に、血尿、たんぱく尿、浮腫、高血圧などで発病し、多くの場合発病以前に先行感染といって、ウイルスや細菌による扁桃腺炎（へんとうせんえん）や腸炎などの感染症状を認めます。発病には免疫が関与します。なお、まれに膠原病（こうげんびょう）などの全身性疾患にも合併します。小児から青年期に発病しやすく、多くは自

●図10　腎臓の病気の基本的な治療法

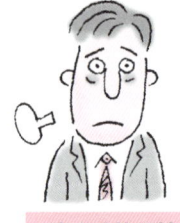

薬物療法
薬で病態をコントロールする。食事療法との併用が必要

食事療法
塩分、たんぱく質を制限し、病気の進行をおさえる

生活指導
通勤・通学、残業・出張、運動などの制限、妊娠・出産などへの注意で、病気への負担を軽減する

原因

典型的な原発性糸球体腎炎の場合は、溶血連鎖球菌（溶連菌といいます）による扁桃腺炎などの上気道炎のあとの急性腎炎です（溶連菌感染後急性腎炎）。感染した細菌の成分が生体内で異物として認識された抗原となり、それに対抗する抗体が7～10日間で産生され、抗原と抗体の複合物である免疫複合体というのが腎臓の糸球体に沈着して急激な炎症を生ずるのです。それにより糸球体が腫大して糸球体濾過量が減少し、急速に体液量が増加するので、浮腫や高血圧が発症するのです。

症状

上気道炎などの先行感染症状の出現後1～2週間してから、急に尿量が減少し、顔面（特に眼瞼）や手足に浮腫が出現します。血圧も上昇し、血尿、たんぱく尿が検出されます。血尿は時として目で見ても茶褐色調の強い肉眼的血尿であることがあります。たんぱく尿の程度はさまざまですが、ほとんど陰性のこともあります。急激な炎症により腎臓が腫大して、特に小児では、腰痛も出現することがあります。また、急激に血圧が上昇することがあり、高齢の患者さんの場合には、それが心臓の負担になって、心不全という危険な状態になることもあります。

多くの場合、病気の予後は良好で、経過が順調ならば1か月くらいで尿所見は改善します。小児では約90％、成人では約60～70％の治癒率ですが、6か月以上も尿の異常所見が改善せずに慢性腎炎に移行する場合もあります。

治療

尿量減少、浮腫、高血圧があれば、入院して、安静、食事療法および利尿薬や血圧を下げる降圧薬などの薬物療法が必要になります。尿量が増加してくれば浮腫や高血圧は改善しはじめます。症状と尿所見、血液検査所見の改善の程度をみて退院することになりますが、1か月くらいはかかるでしょう。尿所見が正常化してから6か月以内は、成人であれば時間外勤務や出張は

●図11　急性腎炎のおもな症状

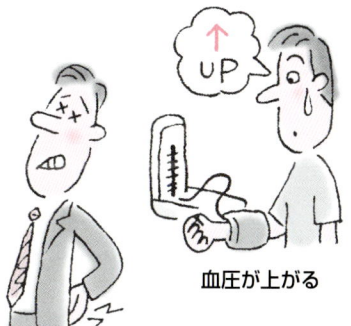

尿量が少ない。
血尿・たんぱく尿が出る

顔や手足がむくむ

腰が痛む
だるい

血圧が上がる

避けるべきでしょうし、学生であれば部活を制限すべきでしょう。なお、腎臓の組織障害の回復は尿所見が改善してから6～24か月間も遅れるともいわれていますので、発病後2年間くらいは激しい運動や長時間の時間外勤務などの激務は避けることが望ましいとされています。

また、ループス腎炎など全身性疾患に伴う急性腎炎では、それぞれの原因疾患（原病）の治療が重要です。

治療の基本に食事療法があります。摂取カロリーは通常の生活状態を基準として変更する必要はありませんが、急性腎炎の病状に応じて、水分、塩分、たんぱく質、および場合によってはカリウム含有食品などの摂取量を制限する必要があります。

発病直後の急性期では、水分は前日の尿量に呼気や皮膚から失われる水分量（不感蒸泄といいます）を加えた一日600～800mlまでに、塩分は3g以下、たんぱく質は標準体重1kgあたり0.5g（0.5g/体重）以下に制限します。これは、

●表2　食事療法の適応となる腎臓病と症候群の代表的な組み合わせ

腎臓病または腎障害の原因 \ 症候群	急性腎炎症候群	慢性腎炎症候群	ネフローゼ症候群	急速進行性腎炎症候群	慢性腎不全	急性腎不全
●原発性糸球体疾患						
溶連菌感染後急性腎炎	○					○
IgA腎炎	○	○	○	○	○	
微小変化型ネフローゼ			○			
膜性腎炎		○	○		○	
半月体形成性腎炎				○		
●続発性糸球体疾患						
ループス腎炎	○	○	○	○	○	
紫斑病性腎炎	○	○	○	○	○	
糖尿病性腎症		○	○		○	
高尿酸性腎症（痛風腎）		○			○	
腎硬化症		○			○	
●その他の腎障害の原因						
薬剤		○	○			○
ショック、大出血						○
異型輸血						○

病態と治療

概念

●慢性腎炎症候群（「慢性腎炎」）

初期には糸球体濾過量が減少しているために、水、塩分、たんぱく質分解産物などの排泄量が減少しているためです。尿量が非常に少ない場合には、不整脈やさらには心臓停止を生ずるカリウムが体内に貯留しやすくなっているので、血液中のカリウム値や心電図所見を参考にして、くだもの、お茶、牛乳などカリウムを多量に含有している食品の摂取を抑えます。

尿量が増加して浮腫も消失し、血圧も正常化しはじめたら、それぞれの症状の改善の程度に応じて水分、塩分、たんぱく質などの摂取制限を緩めていきます。

血圧も降圧薬が不要になり尿所見も改善したら、水分制限は解除し、塩分も一日5～8g、たんぱく質も体重1kgあたり1gくらいとして経過を観察します。この制限も順調にいけば数か月で充分でしょう。

●表3　腎臓病の食事療法の基本原則（成人の場合）

①腎機能低下があるか、腎機能が進行性に低下している場合	たんぱく制限
②高度なたんぱく尿（一日1g以上）が長期に持続している場合	たんぱく制限
③高血圧やむくみ（浮腫）のある場合	塩分（ナトリウム）制限
④尿量減少（乏尿）やむくみ（浮腫）のある場合	水分制限
⑤高カリウム血症のある場合	カリウム制限
⑥高リン血症のある場合	リン制限
⑦どのような症状でも、それに見合った適正なエネルギーの確保	

※以上のような基本原則は、腎臓病の状態（例外もあります）によって、個々の患者さんごとに適用されますから、主治医や管理栄養士にご相談ください。

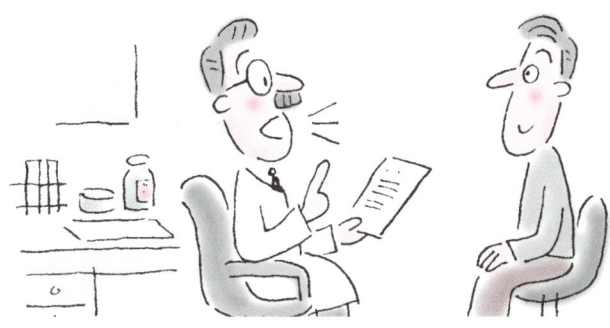

検尿するとたんぱく尿や血尿が持続的に認められ、また、尿異常の発見時やその後の経過とともに浮腫や高血圧を認め、徐々に腎機能低下が進行する症候群をいいます。

なお、たんぱく尿が軽微で血圧も高くならない場合は、腎機能低下が進行しないこともあります。大部分で、明らかな急性期、すなわち発病時期がはっきりしません。いつ慢性腎炎になったのかわからないことが多いのです。

原因

大部分は慢性系球体腎炎で、免疫学的なメカニズムが発病と進行に深く関与していますが、血液凝固異常、高血圧、高脂血症なども腎障害の促進因子とされています。なお、あとで触れる糖尿病性腎症や腎硬化症などでも、その経過中に慢性腎炎症候群を呈します。

また、慢性腎炎に限らず、たんぱく質の過剰摂取、高血糖、高血圧などによって、糸球体の毛細血管内圧が上昇して過剰濾過の状態が持続すると、糸球体障害が生じ、進行すると糸球体硬化といういわば糸球体破壊に至るといった説といいます。これを糸球体の過剰濾過放置されてしまいやすいようです。専門医療機関の受診や定期的な検尿、血圧測定などの追跡を忘れないようにしたいものです。

症状

腎機能が進行性に悪化する慢性腎炎の臨床的な特徴としては、一日1g以上の高度なたんぱく尿の持続と高血圧の合併を挙げることができます。また、腎生検という検査で観察した腎臓の病理組織学的変化が高度な場合にも腎不全に進行しやすいといわれています。

慢性腎炎は進行する途中で、たんぱく尿の量が増加してネフローゼ症候群（一日3.5g以上のたんぱく尿の持続）に移行したり、風邪などの上気道炎がきっかけで肉眼的血尿、尿たんぱくの増加、浮腫や高血圧の増悪を認める腎炎の急性増悪状態となったりすることもあります。

しかし、一般的に、慢性腎炎の発見される機会は、学校検尿、会社健診、人間ドックなど自覚症状のない場合が多く、ついそのまま再検査も受けずに

治療

薬物療法、食事療法、生活制限などがおもな治療法です。

薬物療法では、腎臓の組織的変化や、もとになる病気（原病）に応じて、副腎皮質ステロイドホルモン薬や免疫抑制薬は副作用に注意しながら用いざるを得ないこともありますが、基本的な慢性腎炎治療には抗血小板薬、アンジオテンシン変換酵素阻害薬（ACE阻害薬）、アンジオテンシンⅡ受容体拮抗薬（ARB）などが用いられ、場合により漢方薬も選択されています。

特にACE阻害薬とARBは高血圧治療に用いられていますが、血圧が正常の慢性腎炎でも尿たんぱく減少効果があります。その理由は糸球体の輸出細動脈を拡張することによって糸球体

内圧を低下させて過剰濾過を改善し、さらに糸球体硬化に最も関与するメサンギウム細胞の増殖などを抑制するかららと考えられています。

食事療法でも、糸球体過剰濾過を改善する目的もあって、たんぱく質摂取制限と血圧を上昇させないための塩分摂取制限が基本になります。

腎機能が糸球体濾過量で71mL/分以上あって、進行性がないと考えられる場合には軽度の塩分制限（1日7gくらい）でもよいのですが、浮腫や高血圧のある場合にはさらなる塩分制限が必要です。

なお、糸球体濾過量が正常範囲内（71mL/分以上）であっても進行性が明らかな場合は、たんぱく質摂取量の制限（低たんぱく食）を開始してもよいでしょう。さらに腎機能低下が明らかとなった場合（糸球体濾過量70mL/分以下）には、後述する慢性腎不全に対する食事療法の適応を考慮します。

生活制限としては、たんぱく尿が一日1g未満で高血圧もない場合には、通常の生活で制限を特に加えなくてもよいのですが、腎機能が低下している場合、たんぱく尿が1日1g以上が持続する場合、高血圧がある場合などでは、通常の一般勤務や学生生活は可としても、出張、時間外勤務や運動部活動には制限が必要になります。

●ネフローゼ症候群（「ネフローゼ」・図12）

概念

ネフローゼ症候群の定義は、原因を問わず、高度なたんぱく尿（成人で一日3.5g以上）の持続、その結果生じた低たんぱく血症（成人で血清総たんぱく6.0g/dL、または血清アルブミン3.0g/dL）、高コレステロール血症（総血清コレステロール250mg/dL以上）および浮腫の4項目を満たすことですが、前二者が必須条件になっています。

原因

最も多い原因は糸球体の病気で、原発性糸球体疾患と続発性糸球体疾患に大別することができます。

前者の代表は原発性糸球体腎炎で病理組織学的所見から、微小変化型ネフローゼ、膜性腎炎、その他などにさらに分類されます。

●図12　ネフローゼ症候群のおもな症状

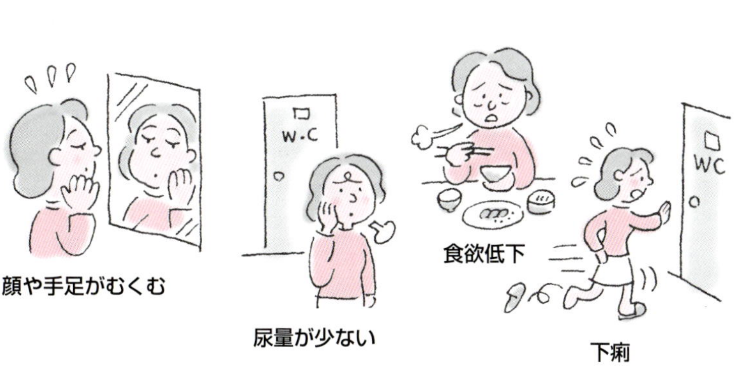

顔や手足がむくむ

尿量が少ない

食欲低下

下痢

後者は全身性疾患に合併する場合で、糖尿病性腎症、ループス腎炎、アミロイドーシスなどがありますが、妊娠中毒症や薬物（特に非ステロイド性抗炎症薬）なども原因となります。

症状

浮腫と尿量減少が代表的な症状です。糸球体基底膜から大量のたんぱく、特にアルブミンが尿中に失われ、血液中のアルブミンが減少します。アルブミンは血管の内に水分を引き止めておく力を持っていますが、それが減少してしまうので、血管から外へ水分がしみ出して浮腫となります。浮腫は顔面、四肢にとどまらず、腸管など消化管の粘膜にも浮腫を生じ、食欲低下や下痢などの例外もあります。浮腫が全身に及ぶと体重が平常時に比較して10kg以上も増加することがあり、全身水腫またはアナサルカといいます。

治療

原則的には入院して原因を検査してから薬物療法、食事療法を行ないます。

入院して安静とし、減塩食に加え、利尿薬を内服または静脈内注射で用います。低アルブミン血症のために浮腫が著明な場合には、静脈内に血漿アルブミン製剤を点滴で注射します。これらの治療や原因に対する治療によっても充分な利尿が得られない場合には、血液透析の方法を応用した限外濾過（ECUM）法で水分だけを除去することもあります。

糖尿病性腎症や妊娠中毒症など一部の例外を除けば、基本的に副腎皮質ステロイド薬や免疫抑制薬がおもな治療薬となります。

食事療法は、治療によく反応する微小変化型ネフローゼ症候群ではたんぱく質摂取量の制限をする必要性は低く、一日体重あたり1.0〜1.1g程度とし、尿たんぱくが多いからといってたんぱく質摂取量を増加させる必要はありません。塩分制限は、浮腫が著明であれば一日0〜4gの食塩としますが、利尿状態や浮腫の改善状態に応じて増減させます。

治療に抵抗性のあるネフローゼ症候群（一般的には微小変化型ネフローゼ症候群以外の原因であることが多い）では、原則的に一日体重あたり0.8gのたんぱく質摂取制限を行ないます。塩分制限は浮腫の程度にもよりますが、一日5gを基本とします。ネフローゼ症候群の高脂血症に対しては、総エネルギー中の脂質の割合は25〜30％くらいにすることが勧められています。また、一日300〜400mgくらいのカルシウム補給も必要でしょう。

なお、妊娠中毒症によるネフローゼ症候群では、あまり厳しい食事制限は勧められていません。

●急速進行性腎炎症候群（「急速進行性腎炎」）

概念

急性または発病時期があまりはっきりしないうちに発病し、血尿、たんぱく尿、貧血を認め、診断時にすでに腎機能が低下しており、以降、数週間ないし数か月という比較的短期間に腎不全状態にまで進行するのが特徴です。

しかし、その発症頻度は糸球体疾患全体の数％以下です。なお、病理組織学的には、半月体形成性腎炎という特有な変化がみられます。

原因

多くは免疫異常が関与し、代表的なものにANCA関連腎症、紫斑病性腎症やループス腎炎などがあります。

治療

副腎皮質ホルモン薬、免疫抑制薬が基本的な治療薬になります。また、血漿交換法という血液中の免疫複合体を除去する治療を行なうこともあります。

食事療法としては、発症早期には急性腎炎症候群の食事療法に準ずることが多く、その後、腎機能低下にともない、慢性腎炎症候群や慢性腎不全に準じた食事療法に移行します。

●慢性腎不全（図13）

概念

慢性腎不全は、年単位で徐々に腎機能低下が進行し、腎機能が正常の約30％以下になり、体液の量やその内容、いわゆる生体の内部環境を正常に保つことができなくなった状態です。血液中には、代謝産物である尿素窒素（BUN）、クレアチニンなどや腎臓以外の全身の諸臓器にも障害を与える種々の尿毒性物質が貯留します。また、水・電解質のバランスもくずれ、血液も酸性に傾きます（代謝性アシドーシス）。さらに腎臓の持つ内分泌代謝機能も障害され、血液、骨代謝異常なども生じます。なお、血液検査でBUN 20mg/dl以上またはクレアチニン 2.0mg/dl以上が持続している場合、慢性腎不全と診断されます。

原因

さまざまな腎臓病が原因疾患になりますが、おもなものは糸球体の病気です。わが国の血液透析（いわゆる人工腎臓）治療に導入される患者さんの全国調査をみると、糖尿病性腎症と慢性糸球体腎炎が二大原因疾患といえます。それらに次いで、腎硬化症、多発性囊胞腎、ループス腎炎などがあります。

近年、透析導入患者さんの平均年齢は67歳くらいと高齢化し（2009年12月現在）、糖尿病による糖尿病性腎

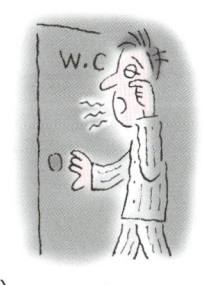

●図13　慢性腎不全のおもな症状

食欲不振

吐き気、嘔吐

全身のだるさ、息切れ（貧血症状）

夜間尿

症状

通常、腎機能（糸球体濾過量）が正常の50％前後に低下するまで明らかな自覚症状はありません。50％以下になると、尿を濃縮する機能が障害されて、夜間尿や多尿がみられるようになります。高血圧も合併しはじめます。慢性腎不全も一般的にいわれている腎機能が正常の30％以下になると、高窒素血症は明らかとなり、電解質の異常も出現します。代表的なものとしては、リンやカリウムの尿中排泄低下による高リン血症、高カリウム血症、低カルシウム血症があります。カルシウムとリンの異常は腎性骨異栄養症や二次性副甲状腺機能亢進症の原因になります。また、体内の代謝産物である酸性物質も排泄低下して血中に貯留し、血液pHも酸性化します（代謝性

症、高血圧や動脈硬化による腎硬化症、高尿酸血症による痛風腎など、生活習慣病で腎不全になる患者さんが増加しています。

慢性腎臓病（CKD）という新しい概念

　近年、下の定義に示されるような慢性腎臓病（CKD）が、増え続ける末期腎不全ばかりでなく、日本人の死因の約30％あまりを占める脳卒中や心筋梗塞など動脈硬化による心血管疾患の重要な危険因子であることが明らかになりました。その発病や腎障害の進行要因には、高血圧、糖尿病、脂質異常症、肥満、メタボリックシンドロームなどのような生活習慣病が深く関与しています。

　CKD対策の根幹をなすものは食事療法をはじめとする生活習慣の改善で、肥満の是正、血圧（130/80mmHg未満）、血中脂質（LDL120mg/dl未満）の適正なコントロールがたいせつです。

　食事療法の基本は、食塩制限（6g/日未満）、特に定義②に該当する場合には、たんぱく摂取量制限（0.6〜1.0g/kg標準体重/日）、適正なエネルギー摂取（27〜39kcal/kg標準体重/日、糖尿病性腎症では25〜30kcal/kg標準体重/日）、脂質の％エネルギー摂取率は20〜25％です。飲酒する場合は、エタノールとして、男性は20〜30ml/日（日本酒1合相当）以下、女性は10〜20ml以下が望ましいとされています。また喫煙はCKDの進行因子であり禁煙とされています。さらに、生活習慣の改善だけで目標に到達不可能であれば薬物治療が考慮されなければなりません。

　なお、CKDの早期発見には検尿、血圧測定、体重測定、血清クレアチニン測定などが有用です。

慢性腎臓病（CKD：chronic kidney disease）の定義

① 尿異常、画像診断、血液、病理で腎障害の存在が明らか
　　―特にたんぱく尿の存在が重要―
② GFR（糸球体濾過量）が60mL/min/1.73m²未満

　　①、②のいずれか、または両方が3か月以上持続する。

※GFRの値は、血清クレアチニン値と年齢から推算できる（eGFR）。

（日本腎臓学会編『CKD診療ガイド』東京医学社　2007年9月より改変して引用）

アシドーシス)。

腎臓でのエリスロポエチンの産生が低下して、貧血も生じます(腎性貧血)。

さらに腎機能低下が進行して、正常の5〜10％以下になると、食欲不振、吐き気、嘔吐などの消化器異常、全身のだるさや息切れなどの貧血症状、集中力低下や意識障害などの中枢神経症状をはじめとする尿毒症症状が出現しはじめます。

治療

治療方法には、生活運動制限、食事療法、薬物療法、透析療法および腎移植があります。

生活運動制限としては、個々の患者さんの状態にもよりますが、多くの場合、透析療法開始間近までは、デスクワーク中心の日常的な勤務、家事、学業は続けられます。時間外勤務や出張、学校でも運動部活動などは好ましくありません。また、妊娠や出産も、母体や胎児に与える影響を考えると避けるべきです。

食事療法は、透析療法に導入される以前の、①保存期と②透析療法期に分けて行なう必要があります。

①保存期

保存期では、たんぱく制限(低たんぱく食)と適正なエネルギー確保が食事療法の中心になります。

たんぱく制限をする理由は、大きく2つあります。ひとつは、摂取したんぱく質は、体内で窒素化合物になりますが、現在までに、いくつかの窒素化合物が腎機能低下とともに体内に蓄積されて尿毒症性物質になることがわかっています。また、過剰のたんぱく摂取は、糸球体過剰濾過の状態を生じ、糸球体の硬化という糸球体破壊を促進するとされています。すなわち、低たんぱく食によって尿毒症の症状を改善することと腎不全の進行を遅らせることが期待できるのです。

一方、低たんぱく食だけでは、体のたんぱく質の崩壊(異化亢進)が起こるので、高カリウム血症や高リン血症になるので、カリウムやリンの摂取制限が必要になります。カリウムやリンの尿中排泄も低下して、高血圧や浮腫の程度に応じて調節します。

腎不全に伴う水分や電解質の異常に対してはどのようにしたらよいでしょうか。水分については、一日の尿量に汗や呼気中に排泄された水分(いわゆる不感蒸泄)量を加えた量を、食塩摂取量の目安にします。もちろん、高血圧や浮腫の程度に応じて調節します。カリウムやリンの尿中排泄も低下して、高カリウム血症や高リン血症になるので、カリウムやリンの摂取制限が必要になります。カリウムは、くだもの、生野菜、牛乳、お茶、ジュースなど多くの食品に含まれていますから、

日本腎臓学会のガイドラインでは、糸球体濾過量が70 ml/分以下になったら、標準体重1 kgあたり0.6 g/日とすることが勧められていますが、たんぱく尿が比較的少ない場合には、0.9 g程度から開始してもよいとされています。そのときの摂取エネルギーは、標準体重1 kgあたり35 kcal/日が基準となっています。

それらの食品をとりすぎないように注意します。食事制限で高カリウム血症が改善されない場合には、イオン交換樹脂などを服用します。リンやカルシウムはたんぱく質に多く含まれているので、低たんぱく食によってリンは制限されることになります。

その一方で、カルシウムは、腎不全による活性型ビタミンD_3産生低下によって腸からの吸収が低下すること、さらに、たんぱく質制限によってカルシウム摂取量が低下することになります。それを食品で補うことは困難で、炭酸カルシウムや活性型ビタミンD_3製剤を服用します。

また、尿毒症による食欲不振などで充分食事がとれない場合や、たんぱく質、カリウムなどの食事制限によって、ビタミンC、ビタミンB_6、葉酸などが不足しやすいとされています。必要に応じて薬剤で補充することがあります。また、たんぱく制限などにより鉄分も不足しやすく、鉄剤を服用することがあります。

薬物療法としては、高窒素血症の改善や尿毒症性物質の除去などにより慢性腎不全の進行を遅らせる目的で、精製された炭素粒でできた経口吸着薬や、アミノ酸薬、大黄を含む漢方薬などが用いられます。高血圧に対しては利尿薬をはじめとして、各種の降圧薬が使われますが、アンジオテンシン変換酵素阻害薬やアンジオテンシン受容体拮抗薬は腎障害の進行抑制目的でも使われています。浮腫に対しては、おもにループ利尿薬を用います。高カリウム血症に対してはイオン交換樹脂など、高リン血症と低カルシウム血症には炭酸カルシウムなどがおもに用いられます。

また、代謝性アシドーシスの是正には、重炭酸ソーダ（ジュウソウ）や炭酸カルシウムが使われます。

腎性貧血治療には、エリスロポエチンの注射が行なわれています。腎性貧血の改善は、それに伴う諸症状の改善とともに、心臓機能も改善し、さらに腎不全の進行を抑えることもわかっています。保存的な治療だけでは尿毒症が改善されなくなれば、透析治療を開始します。さらに、チャンスがあれば、腎移植を受けることになります。

②透析療法期

透析中の食事療法は、個々の患者さんの透析状態によって調整されなければなりませんが、ここでは基本的なポイントについて述べておきます。

エネルギー摂取量は、標準体重1kgを維持する量が基本で、標準体重1kgあたり一日30～35 kcalとなります。また、三大栄養素のエネルギー配分率は、糖質55％、脂質25％、たんぱく質20％に近づけることが勧められています。

たんぱく質摂取量は、保存期に比較して、制限の程度はかなりゆるめられて、標準体重1kgあたり一日1.0～1.2gとなり、食品の選択も比較的自由になります。

水分と塩分については、多くの場合、透析開始後に尿量が減少するので、保存期に比較してかなり厳しい制限が必

要になります。目安としては、透析と透析の間の体重増加が、透析後の基本的な体重(ドライウェイトといいます)の5％以上増加しないように摂取量を制限することが望まれます。

カリウムやリンの摂取制限、カルシウムの補充などについては、保存期治療と同様に必要です。

● 急性腎不全

概念

何らかの原因によって、日ないし週の単位で、急激に糸球体濾過量(腎機能)低下が生じ、そのために代謝産物(老廃物)の排泄、水や電解質バランスの調節などができなくなる、すなわち、いわゆる生体の内部環境を一定に維持することができなくなった状態を急性腎不全といいます。

慢性腎不全と大きく異なる点は、治療によって腎機能が回復する可能性があることです。

原因

その原因により、急性腎不全は、3つに分類されます。

① まず、腎臓に尿を生成するのに充分な血液が流れ込まない状態、たとえば大出血、下痢、嘔吐、脱水、心不全、ショック、火傷による体液の喪失などによる腎前性急性腎不全。

② 尿路内の結石や腫瘍、前立腺肥大、子宮がん、がんの転移による尿路外からの圧迫などにより、尿路の閉塞や狭窄が起こり、腎臓で尿が生成されても尿路を通過して体外に排泄されないために生ずる腎後性急性腎不全。

③ 外傷、大出血や敗血症などによるショック、異型輸血、炎天下の激しい運動後などに起こる横紋筋融解症、腎障害のある薬物(抗生物質、造影剤、非ステロイド抗炎症剤など)の使用、急性腎炎、ループス腎炎をはじめとする膠原病など、さまざまな原因で、腎臓の血管、糸球体、尿細管、間質が障害される腎実質性急性腎不全などがあります。

症状

高窒素血症はまず出現します。尿量は多くの場合、減少して乏尿、無尿になりますが、減少しない非乏尿性急性腎不全という場合もあります。慢性腎不全で末期にみられた尿毒症症状が急速に出現します。血液は酸性に傾き(アシドーシス)、高カリウム血症や貧血もみられるようになります。

治療

入院のうえ、充分に管理された状態での治療が基本になります。

原因に対する治療とともに、水分・電解質や血液の酸性・アルカリ性バランスを調整する治療が行なわれます。

しかし、それらが有効でなく、乏尿状態が続き、高窒素血症、高カリウム血症、アシドーシスなどが進行する場合は、血液透析や腹膜透析を行なう必要があります。

腎機能が回復しはじめると、尿量が増加し、高窒素血症の改善もみられるようになります。一般的には、一日に数リットルという多尿を呈することもあります。

食事療法は、原因によって病気の経

過や状態がさまざまで、発病してから回復するまで病態も変動しやすいので、その時々の状況に弾力的に対応する必要があります。特に発病して間もない急性期には、食事療法は行なわず、輸液によるエネルギー、水、電解質管理が多くの場合、行なわれます。

食事療法の基本は、慢性腎不全と同様で、たんぱく質摂取量の管理を行ないますが、同時に適正なエネルギー摂取を確保することがたいせつです。

エネルギーは、標準体重1kgあたり、一日35〜40kcalとやや多めです。

たんぱく質摂取量は、標準体重1kgあたり、内科的な原因の場合、一日0.5〜0.8g、外傷、大出血、手術後など外科的な原因の場合、0.7〜1.0gくらいです。透析治療を行なっている場合は、0.9〜1.2gとさらに多くなります。身体の広い範囲に及ぶ火傷などで、休からたんぱく質を含んだ多量の体液が失われる場合には、さらに多くのたんぱく質摂取が必要になります。

食塩摂取量は、浮腫や高血圧の程度に応じて減量が必要ですが、基本は一日7g以下です。水分摂取量は、一日の尿量、皮膚や呼気からの不感蒸泄の量、さらに腎臓以外の経路から失われている場合には、その水分量を加えた総量が、基本的に必要な水分摂取量になります。急性腎不全の回復期で多尿となる場合には、それに応じて水分と塩分の摂取量を増やします。

いろいろな病気に合併する腎臓病

●生活習慣病と腎臓病

慢性腎不全のところでも触れましたが、人口の高齢化にともなって、生活習慣病が原因で血液透析治療を受けなければならなくなった患者さんが近年増加しています。これは、わが国に限ったことでなく、世界的な傾向といえます。

代表的な腎臓病は、糖尿病による糖尿病性腎症、高血圧や動脈硬化が原因の腎硬化症、そして、高尿酸血症(痛風)による高尿酸性腎症(痛風腎)です。特に前二者の増加が目立っています。

糖尿病性腎症

糖尿病による腎障害の発症には、持続する血液中の高血糖が、当然のことながら、元凶です。高血糖により、糸球体へ流入する血液量が増加して過剰濾過という血行動態異常が生じ、さらに、糸球体にあるさまざまな細胞が糖代謝異常の影響を受けることによって障害を受けて、最終的には糸球体硬化という、まったく機能しない状態に陥るのです。

糖尿病性腎症の早期には、尿中にごく微量のアルブミン(微量アルブミン尿)が出現することで発見されますが、実は、それ以前から糸球体に少しずつ変化が起こっているといわれています。その後、試験紙による検査でもたんぱくが検出されるようになり(持続性たんぱく尿)、高血圧も合併します。

いわゆる慢性腎炎症候群の状態になり

ます。さらに尿たんぱくが増加してネフローゼ症候群となり、慢性腎不全へと進行するのです（図14）。

治療は、食事療法を中心として、必要に応じた薬物療法などによる血糖コントロールであることはいうまでもありません。腎症となった場合には、充分な血圧の管理がたいせつになりますが、アンジオテンシン変換酵素阻害薬やアンジオテンシン受容体拮抗薬がよく用いられます。両薬剤ともに、多数の患者さんの協力で行なわれた大規模な臨床試験によって、腎症の進行を抑制する効果が認められています。

なお、糖尿病には三大合併症があり、その一つは腎症ですが、その他に目の網膜症と末梢神経障害（ニューロパチー）があって、これらに対する治療も必要です。

腎硬化症

腎硬化症には、全身の動脈硬化（粥状動脈硬化）の一例として、腎動脈あるいは腎臓内の比較的太い動脈の硬化による動脈硬化性腎硬化症と、高血圧が原因で腎臓内の細小動脈に病変が生じる良性腎硬化症と悪性腎硬化症があります。

これらの中では、軽度～中程度の高血圧の持続によって生じる良性腎硬化症が最も多く、拡張期血圧（いわゆる下の血圧）が120～130mmHg以上の著明な高血圧で発症する悪性高血圧は、まれです。

良性腎硬化症は、高血圧が持続した後に腎障害が出現しますが、著明なたんぱく尿は通常みられません。経過と

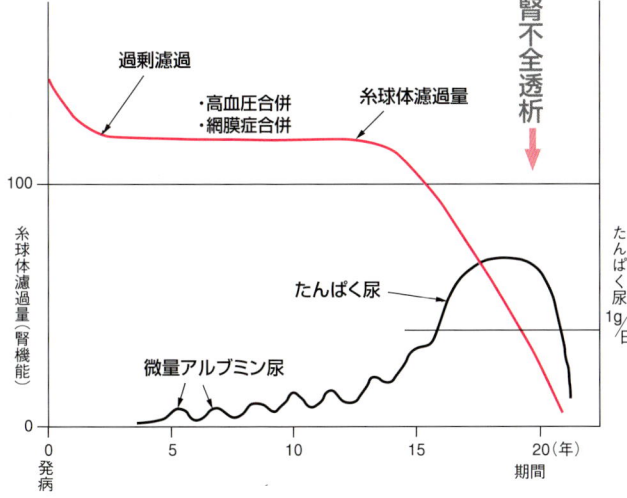

●図14 糖尿病性腎症の経過

過剰濾過
・高血圧合併
・網膜症合併
糸球体濾過量
腎不全透析
100
糸球体濾過量（腎機能）
たんぱく尿
微量アルブミン尿
たんぱく尿 1g/日
0
0 5 10 15 20（年）
発病 期間

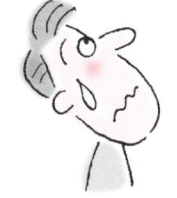

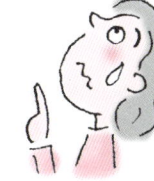

して、慢性腎炎症候群から慢性腎不全となります。

高血圧や高脂血症に対する食事療法および降圧薬による適切な血圧コントロールが重要です。腎障害のある場合は130/80mmHg以下が目標とされています。

高尿酸性腎症（痛風腎）

持続する高尿酸血や痛風によって生じる腎障害で、腎臓への尿酸塩の沈着や、合併することの多い高血圧、高脂血症による腎臓の血管病変が複雑に関係して発症すると考えられています。

治療は、高尿酸血症、高血圧、高脂血症などに対する食事療法と薬物療法があります。血液中の尿酸値が8.0mg/dlを超えたら、薬物療法の開始が勧められています。また、合併しやすい腎・尿路の結石を予防するために、充分な水分摂取を忘れてはいけません。

●膠原病に合併する腎臓病

腎臓病を合併しやすい代表的な膠原病には、全身性エリテマトーデス（SLE）と慢性関節リウマチがあります。

若い女性に発病することの多いSLEに合併する腎臓病をループス腎炎といい、急性腎炎症候群、ネフローゼ症候群、急速進行性腎炎症候群、ネフローゼ症候群、慢性腎炎症候群、さらに進行して慢性腎不全など、さまざまな腎臓病の症候群を呈することがあります。

比較的中高年で発病する慢性関節リウマチでも、慢性腎炎症候群、ネフローゼ症候群、さらに慢性腎不全などの症候群を呈します。慢性関節リウマチ治療に用いられる薬剤が発病に関与している場合もあるといわれています。

●その他の全身性の病気に合併する腎臓病

比較的、小児に多い紫斑病、高齢者に多い多発性骨髄腫やアミロイドーシスなど、さまざまな病気に腎障害が合併します。

●遺伝する腎臓病

いくつかの遺伝する腎臓病がありますが、その代表といえるのが多発性嚢胞腎です。これは染色体の異常により遺伝して、両側の腎臓に多数の嚢胞ができて、しだいに腎臓全体が肥大します。肝臓や他の臓器にも嚢胞が多発し、脳動脈瘤を合併することもあります。患者さんの約60％に高血圧がみられます。また、60歳に達した患者さんの約60％は、慢性腎不全になるともいわれています。血縁関係で腎不全になった人があり、高血圧のある場合には、専門家の診察を受けておくことが望ましいと思います。

このように、さまざまな原因で腎臓病が発病します。

原因に対する治療はいうまでもありませんが、腎不全への進行を止めたり抑制したりするためには、腎障害の悪化因子である高血圧やたんぱく尿に対する食事療法および薬物療法は、たとえ自覚症状がなくとも、正しく理解して実行することがたいせつです。

腎臓病の人の食事

女子栄養大学教授 本田佳子

食事療法の基本

腎臓の機能に障害が起きると、体内に不要になったものを排泄できなくなり、体液のバランスを正常に保てなくなります。食事療法は、体内にたまった老廃物や、余分な塩分、カリウム、リンなどを減らし、体液のバランスの異常を正す効果があります。

腎臓病には多くの疾患（病名）があり、治療はその一つ一つに対応して行ないます。しかし、腎臓の機能が下がり、徐々に障害が進み、あるところ以上まで来てしまうと、残念ながら元に戻すことはむずかしいといわれています。障害が進行し、最終的に腎臓が働かなくなると、透析療法が必要になります。

そこで、食事療法を行なって腎臓への負担を軽くし、腎臓病の悪化をおさえることがたいせつになります。

腎臓病は同じ病名でも、病気の程度、過去の経過や現在の症状など、一人一人の病状によって、食事療法はさまざまです。治療を進めるうえで医師や管理栄養士から自分に合った食事療法の指示を受け、実行することが必要です。

腎臓病の食事療法のポイント

食事療法のポイントは、塩分、たんぱく質、エネルギー、カリウム、リン、水分などの栄養分を、病状に合わせてコントロールすることです。

腎臓の機能に障害が起きると、ナトリウム（塩分の成分）の排泄が悪くなり、体内にナトリウムがたまります。ナトリウムは水分を呼び込むため、むくみ、血圧も上昇します。そこで塩分（ナトリウムを指す）を制限し、このようなむくみや血圧に対応することが必要になります。

また、腎臓の機能が低下すると、たんぱく質が代謝されてできる窒素化合物を充分に排泄できなくなります。そこで**たんぱく質を制限し、腎臓に負担をかけないように**します。

ところが、たんぱく質を制限しているときに、エネルギーが充分でないと、自分自身の体の脂肪や筋肉（たんぱく質）を壊してエネルギーを作ります。すると、たんぱく質を制限しているにもかかわらず、たんぱく質が壊れてで

●腎臓病の食事療法のポイント

1. 塩分（ナトリウム）の制限
2. たんぱく質の制限
3. エネルギーの確保
   ＋
   （病状によって）
4. カリウムの制限
5. 水分の制限

1 塩分（ナトリウム）の制限

むくみと高血圧を予防するために塩分をとりすぎないようにします。高血圧をコントロールすることで、腎臓病の進行を遅らせることができるのはよく知られています。

では、どのようにして塩分を減らせばよいのでしょうか。

きる窒素化合物が増え、腎臓に負担をかけるという悪循環になりますので、たんぱく質の制限が厳しいときほど、**エネルギーは充分に確保**します。

さらに腎機能の低下が進むと、カリウムの排泄が悪くなり、血中カリウムの濃度が上昇することがあります。そうなると、心臓や神経系に悪い影響をもたらすので、**カリウムの制限**をします。

そのほか、病状によっては、むくみが出たり、尿量が減ったりすることもあります。その場合に、むくみの程度や尿量に合わせて**水分の制限**を行ないます。

●減塩の進め方

日常の食事でとる塩分のうち、しょうゆ、みそ、塩などの調味料でとる塩分は、一日の塩分量の60〜70％を占めています。そこで、まず、料理を作るときに、調味料をきちんと計り、使いすぎないようにすることが第一です。

次に、味の濃い漬け物、塩辛、ハムなどの加工食品を控えるようにします。さらに少ない塩分でもおいしく食べられるようにくふうをし、無理なく食事療法を進めていくことがたいせつです。

〔減塩の進め方7か条〕

★うす味に慣れましょう！

1. 調味料は計って使う。
2. 濃い味の漬け物、つくだ煮、加工食品などはごく少量に、または食べない。
3. 汁物は一日1回まで。
4. めん類のつゆは残す。
5. 野菜やスパゲティをゆでるときに塩を入れない。
6. 少ない塩分でもおいしく食べるくふうをする（下欄参照）。
7. 外食、市販の総菜、インスタント食品はできるだけ避ける。

少ない塩分でもおいしく食べるくふう

❶ **新鮮な材料を選ぶ**
素材そのものの風味やうまみで、塩分は少なくてすむ。

❷ **酸味を利用する**
酸味は、胃液の分泌を促し、食欲増進の効果もある。酢のほか、レモン、ゆずなどだいだいなどを使って味に変化をつけるとよい。

❸ **香味野菜、香辛料（少量）を使う**
香りのある野菜や香辛料を使うと、うす味でも気にならない。

❹ **だしをきかせる**
市販のだしのもとは塩分が濃いので、できるだけ、自分でカツオ節やこんぶ、煮干しで濃いめのだしをとる。

❺ **焦げ目をつける**
肉や魚、芋などを焼くときに、ほどよい焦げ目をつけ、香ばしさで食べる。

❻ **油を使う**
いため物、揚げ物のほか、煮物やあえ物にも使うとこくが出る。ごま油、オリーブ油など、いろいろな油の風味を楽しむとよい。

❼ **歯ごたえを生かす**
たとえば、きゅうりでも、薄切りより

32

●塩分1g分の調味料いろいろ

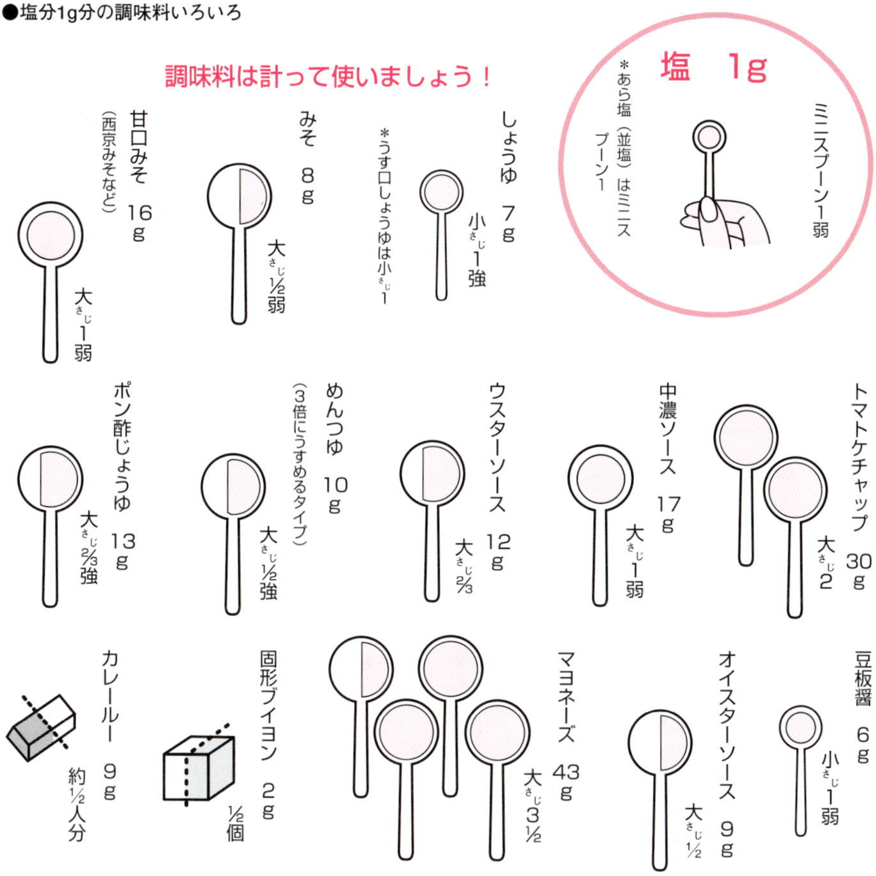

調味料は計って使いましょう！

塩　1g
＊あら塩（並塩）はミニスプーン1
ミニスプーン1弱

しょうゆ　7g　小さじ1強
＊うす口しょうゆは小さじ1

みそ　8g　大さじ½弱

甘口みそ（西京みそなど）　16g　大さじ1弱

トマトケチャップ　30g　大さじ2

中濃ソース　17g　大さじ1弱

ウスターソース　12g　大さじ⅔

めんつゆ　10g　大さじ½弱
（3倍にうすめるタイプ）

ポン酢じょうゆ　13g　大さじ⅔強

豆板醤　6g　小さじ1弱

オイスターソース　9g　大さじ½

マヨネーズ　43g　大さじ3½

固形ブイヨン　2g　½個

カレールー　9g　約½人分

＊ミニスプーン1＝1ml　小さじ1＝5ml　大さじ1＝15ml

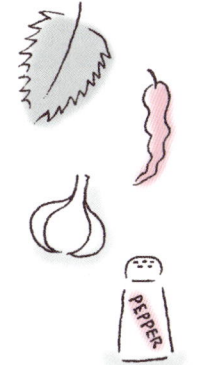

香味野菜・香辛料いろいろ

⑧ **味つけは重点的に**
スティック状に切ったもののほうが塩分なしでも食べられる。少ない塩分を、いくつかの料理に分散するよりは、一品にしっかりと味をつけると献立全体のアクセントになる。

⑨ **味を強く感じる表面味に**
料理に味をつけるよりは、食べるときにしょうゆや塩をつけるほうが舌に感じやすく、少なくても満足感がある。

香味野菜　わけぎ　あさつき　ねぎ　玉ねぎ　にら　にんにく　しょうが　青じそ　みょうが　ごぼう　せり　春菊　三つ葉　ふき

香辛料　わさび　とうがらし　マスタード　ホースラディシュ　こしょう　カイエンペッパー　チリペッパー　ハーブ類

2 たんぱく質の制限

たんぱく質は、窒素化合物になり、老廃物として腎臓から排泄されます。

しかし、腎機能が下がると、血液中に老廃物が増え、尿毒症状をおこします。また、濾過機能を持つ腎臓の糸球体という部分に負担をかけて腎臓の障害を悪化させます。そのため、それぞれの腎臓の働きの状態に合わせて、たんぱく質をとる量を制限し、腎臓に負担をかけないようにします。

たんぱく質の制限量は、病態ごとに異なるので、43〜47ページのそれぞれの病気の食事のポイントを参考に進めるようにしてください。

また、たんぱく質を制限する療法では、少ないたんぱく質が体の中で有効に使われるよう、充分にエネルギーを補充することが必要となります。

さらに、たんぱく質の制限が強まると、たんぱく質の利用率の高い「質」そのものの高い食品を選んで食べるようにします。

たんぱく質の「質」の高い食品とは「アミノ酸スコア」(121ページ参照)の高い食品で、卵、魚、肉などのおもに動物性の食品です。

そのほか、非常に厳しいたんぱく質量の制限の場合には、たんぱく質食品に含まれているビタミンB_1、B_2、B_6などの水溶性ビタミンも不足がちになるので、それらの補充も必要です。

●たんぱく質のとり方
STEP1

たんぱく質は一日に何gとればよいのでしょうか?

まず、自分の標準体重を求め、それに制限の程度によって標準体重1kgあたりのたんぱく質量をかけて、自分に合ったたんぱく質量を計算します。

たとえば、身長が160cmの人が、一日のたんぱく質量を標準体重1kgあたり1.0gにおさえたい場合には、計算式にあてはめて計算すると、56g以内にとどめるのが望ましいということになります。

〔一日にとるたんぱく質量の計算式〕

身長(m)×身長(m)×22〔=標準体重〕×標準体重1kgあたりのたんぱく質量(g)(＊)

＊には制限の程度により、1.0、0.8、0.7、0.6などの数字を入れる。

（例）
身長1.6mで、標準体重1kgあたりのたんぱく質量が1.0gの人の場合

$$1.6 \times 1.6 \times 22 \times 1.0 ≒ 56g$$

★自分のたんぱく質量を求めましょう！

☐ m × ☐ m × 22

× 標準体重1kgあたりの

たんぱく質量 ☐ g

＝一日のたんぱく質量 ☐ g

STEP2 実際の食事ではどのような食品をどのくらい食べたらよいのでしょうか?

この本では、それぞれのたんぱく質制限量に応じてメニューを組み立てています。それを参考に、食品の分量や選び方、料理方法を実践し、食事療法を進めていくことをおすすめします。

次ページの表では、他の材料でも応用できるように、一日になにをどれだけ食べればよいのかの目安量を示しました。この分量を守って作ればたんぱく質量を制限内に収めることができ、しかもバランスのよい食事を調えることができます。

また、腎臓病の食事療法のための『腎臓病食品交換表』（医歯薬出版刊）を使って、たんぱく質量をコントロールする方法もあります。

食事療法を正確に行なうには、前もって食事のメニューを考え、食品成分表（女子栄養大学出版部刊）を活用し、栄養量を計算し、食品を計って、メニューどおりに調理することがたいせつです。

3 エネルギーの確保

腎臓を守るために、エネルギーはどのようにとればよいのでしょうか。

たんぱく質の制限によって減らしたたんぱく質のエネルギー量を、たんぱく質の少ない食品にかえてエネルギーを補充します。

具体的には、魚や肉や卵を食べる量を減らすと同時に、ごはんなどの主食や油脂、砂糖類を増やします。

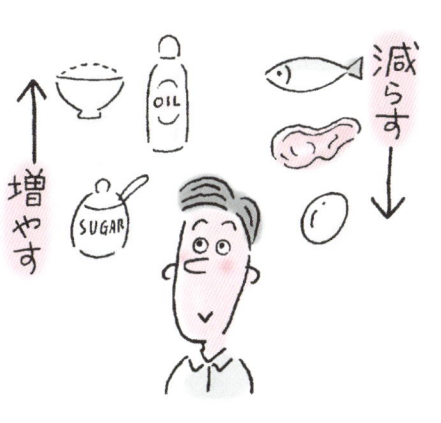

注意！ たんぱく質を減らすと、エネルギー量も減る！

たんぱく質と聞くと"卵、魚、肉"などの食品が頭に浮かんできます。ところが、これらの食品は少量の炭水化物も脂質も含んでいます。エネルギー源として炭水化物、脂質はよく知られている栄養素ですが、たんぱく質もエネルギー源となる栄養素です。

たんぱく質制限のため、たんぱく質を多く含む食品を控えると、いわゆる"おかず"の量自体が減ります。さらに、おかずも食べにくくなります。また、減塩からの食欲不振もあって、全体の食事量が少なくなりがちで、どうしても、エネルギーをとる量そのものが減ってしまうのです。

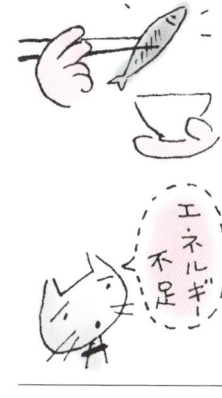

●たんぱく質40gの一日の食品の目安量（1600kcalの場合）

（1600kcalの場合）

食品名	重量(g)	たんぱく質量(g)	概量
魚介	30	6	切り身なら½切れ
肉	30	6	豚肉なら薄切り1½枚
卵	25	3	Mサイズ½個
牛乳	100	3	コップ½杯
ごはん	600	15	茶わん4杯
芋	100	合計9	じゃが芋なら小1個
野菜	300		両手に山盛り1杯
くだもの	300		オレンジとりんごなら各1個
油	20		大さじ1⅔杯
砂糖	10		大さじ1杯強

左側の表（1600kcalの場合）の概量：
- 切り身なら½切れ
- 豚肉なら薄切り2枚
- Mサイズ1個
- コップ½杯
- 茶わん4杯弱
- じゃが芋なら小1個
- 両手に山盛り1杯
- オレンジとりんごなら各1個
- 大さじ1⅓杯弱
- 大さじ1杯強

＊豆腐などの大豆製品を魚介、肉、卵にかえて、ときどきとるようにする（下表参照）。

◆たんぱく質10gを含む豆・豆製品の目安量

食品名	重量(g)
もめん豆腐	150（½丁）
絹ごし豆腐	200（⅔丁）
厚揚げ	90（½枚弱）
油揚げ	55（2枚弱）
ゆで大豆	80
納豆	60（1パック強）

エネルギーの確保が重要なのは、なぜ？

体の中では、体温を保つことや心臓の拍動に食事からのエネルギーを必要としています。また、筋肉や血液は、たんぱく質により日々作りかえられています。しかし、エネルギー量が不足の状態では、本来、筋肉や血液を作らなければならないたんぱく質が、エネルギー源として使われてしまいます。その結果、老廃物である窒素化合物が増え、腎臓の濾過量が多くなることで腎臓への負担がかかり、腎臓の障害を悪化させてしまいます。

つまり、たんぱく質は、その量を制限されればされるほど、効率のよい利用のために、適正量のエネルギーをとることが重要なのです。

●たんぱく質60gの一日の食品の目安量　（1600kcalの場合）

食品名	重量(g)	たんぱく質量(g)	概量	
魚介	70	14		切り身なら小1切れ
肉	70	14		豚肉なら薄切り3枚
卵	50	6		Mサイズ1個
牛乳	100	3		コップ½杯
ごはん	480	12		茶わん3杯強
芋	100			じゃが芋なら小1個
野菜	300	合計9		両手に山盛り1杯
くだもの	300			オレンジとりんごなら各1個
油	15			大さじ1⅓杯弱
砂糖	10			大さじ1杯強

＊豆腐などの大豆製品を魚介、肉、卵にかえて、ときどきとるようにする（下表参照）。

●たんぱく質50gの一日の食品の目安量

食品名	重量(g)	たんぱく質量(g)
魚介	50	10
肉	50	10
卵	50	6
牛乳	100	3
ごはん	540	14
芋	100	
野菜	300	合計9
くだもの	300	
油	15	
砂糖	10	

＊豆腐などの大豆製品を魚介、肉、卵にかえて、ときどきとるようにする（下表参照）。

表の見方

魚介、肉、芋、野菜、くだものは、それぞれの種類のいろいろな食品に含まれるたんぱく質量の平均。卵、牛乳、ごはんは、そのものに含まれるたんぱく質。牛乳やごはんを他の食品でとる場合、たんぱく質は異なる（右表参照）。

特にごはんを、めん類、パンにかえた場合にはたんぱく質は多くなるので、たんぱく質源の食品を減らし、油や砂糖を増やすなどの調整をする。

なお、特殊食品（41ページ参照）などを利用すると調整しやすい。

◆主食1食分の目安量とたんぱく質量

食品名	重量(g)	たんぱく質量(g)
ごはん	200（茶わん1杯強）	5
ゆでうどん	220（市販品1袋）	6
ゆでそば	180（市販品1袋）	9
生中華そば	120（市販品1袋）	10
スパゲティ	乾80	10
食パン	90（8枚切り2枚）	8

※牛乳100gと同じたんぱく質量を含むチーズは15g前後、ヨーグルトはほぼ同量。

4 カリウムの制限

血清カリウム値が5.5 mEq/ℓ（ミリ当量＝カリウムの電解質の濃度）以上の高値になった場合に、カリウム制限をします。カリウム制限には、カリウムを多く含む食品（下表参照）の量を控えます。

カリウムは、野菜、海藻、じゃが芋、さつま芋、里芋などの芋類、バナナやりんごなどのくだもの、豆類などに多く含まれています。

同じ野菜でも、ほうれん草、にんじん、ブロッコリーなど緑やオレンジなどの色の濃い野菜のほうが、レタスやキャベツなどの色の淡い野菜よりカリウムは多く含まれています。

ただ、カリウムは、水にとける性質があるので、食品をゆでたり、細かく切って水にさらしたりすると、減らすことができます。つまり、カリウムを制限するには、カリウムの多い食品を控え、食品を「生」で食べないようにし、ゆでたり、水にさらしたりしてから料理します。

また、コーヒーや緑茶にもカリウムが多く含まれているので、飲む量や回数を減らしたり、うすめて飲んだりするようにします。

●カリウムの減らし方

カリウムの摂取量を一日1500mgまでにとどめるには、食べる食品のカリウム量をあらかじめ計算して、カリウム量に合わせて食品の種類や量を調節します。

カリウムの多い野菜ときのこは両方合わせて一日150gまでにし、海藻は食べないようにします。芋や豆類は少なめにし、食べた分を野菜ときのこの150gから減らします。

そして、くだものは200gを超えないようにし、「生」でなく、缶詰めのくだものにします。

このようにすると、カリウム量を一日におよそ1500mgにおさえることができます。もちろん、野菜はゆでこぼしたり、細かく切って水にさらしたりしてから料理します。

●カリウムを多く含む食品　100g中

食品名		カリウム (mg)
野菜	ほうれん草	690
	おかひじき	680
	枝豆	590
	モロヘイヤ	530
	にら	510
	小松菜	500
	かぼちゃ	450
	そら豆	440
	ブロッコリー	360
	グリーンピース	340
	とうもろこし	290
	にんじん	270

食品名		カリウム (mg)
くだもの	アボカド	720
	バナナ	360
	メロン	340
	キウイフルーツ	290
	アメリカンチェリー	260
	桃	180
	ネーブルオレンジ	180
	いちご	170
	柿	170
	みかん	150
	グレープフルーツ	140
	ぶどう	130

食品名		カリウム (mg)
きのこ	エリンギ	460
	しめじ	380
	えのきたけ	340
海藻（乾重量で）	干しわかめ	5200
	ひじき	4400
	のり	2400
芋類	里芋	640
	さつま芋	470
	じゃが芋	410
豆製品	納豆	660
	絹ごし豆腐	150
	もめん豆腐	140

5 水分の制限

正常な腎臓は一日に1.2〜1.5ℓの尿を作りますが、腎臓の働きが悪くなると尿を作る力も低下し、尿の量が減ってきて、水分が体の中にたまりがちになります。体の中に水がたまって体がむくんできたら、水分制限をしなければなりません。

水分制限の程度は、むくみの度合いや尿の出方により異なります。たとえば、一日の尿量が400ml以下の乏尿(ぼうにょう)の状態では、前の日に出た一日分の尿量に500〜800mlを加えた量、これが一日にとる水分の量になります。

●水分の減らし方

まず、水やお茶、そしてコーヒーなどの飲み物を控えて、体の中に入る水分の量を減らします。

ただ、一生懸命に水分をとらないように努めても、塩分の多い食事をとると、のどが渇いて飲み物がほしくなるものです。塩分の成分であるナトリウムには、体の中に水分をためる性質があるので、水分の制限を行なうときには、塩分を控えることも大きなポイントになります。

料理では、なべ物やシチューなどの水分の多いものはできるだけ避けます。逆に、食品の水分をとり除く調理法の揚げ物、焼き物、いため物を選ぶように心がけます。

さらに、水分の多い食品、くだもの、豆腐なども控えるようにします。

6 その他

リンの制限

リンはたんぱく質を含む食品に多く含まれているので、たんぱく質を制限すると自然にリンの制限をすることができます。

ただ、リンは加工食品などの保存料に使用されているので、加工食品を多く食べる人は要注意です。

●リンの減らし方

リンを制限するときには、食事から

●リンを多く含む食品　100g中

	食品名	リン（mg）
魚介	ウルメイワシ（丸干し）	910
	ドジョウ	690
	なまり節	570
	スジコ	490
	キンメダイ	490
	シシャモ	430
	タラコ	390
	ワカサギ	350
	クルマエビ	310
	ウナギのかば焼き	300
	カツオ	280

	食品名	リン（mg）
魚介	マグロの赤身	270
	毛ガニ	260
	スルメイカ	250
	ニシン	240
	ニジマス	240
	サケ	240
	アジの干物	220
	イサキ	220
	ホタテガイ	210
	スズキ	210
	ハマチ	200

	食品名	リン（mg）
肉	豚レバー	340
	ロースハム	340
	ボンレスハム	340
	牛レバー	330
	豚もも赤身肉	220
	牛もも赤身肉	200
卵・乳製品	プロセスチーズ	730
	卵	180
豆・野菜	そら豆	220
	納豆	190
	ゆで大豆	170

とる量を一日に600〜800mgにおさえます。たんぱく質の制限のない場合であっても、たんぱく質を一日に体重1kgあたり0.8〜1.0gにします。

次に、骨ごと食べる小魚類、ハム、ソーセージ、かまぼこなどの練り製品、リンの多い食品の一覧表を参考にし、これらの食品をできるだけ食べないようにします。

コレステロールが高くなったら

高コレステロール血症は動脈硬化を招き、腎臓病をさらに悪化させるので、注意が必要です。

●動物性脂肪を控える

料理に使う油はバターをやめ、コーン油、大豆油、ごま油、オリーブ油などの植物油にします。そして、牛肉、豚肉、鶏肉などの肉類の脂身を控えます。

また、同じ動物性脂肪でも魚油はコレステロールを下げる働きがあるので（109ページ参照）、できるだけ肉より魚を食べるようにします。

●コレステロールの多い食品を控える

食品からとるコレステロール量は一日に300mg以下にします。（表参照）。

●食物繊維をとる

食物繊維はコレステロールの排出を促します。また、コレステロールの酸化を防ぐ、ビタミンA、Cやポリフェノール、イソフラボンなどの抗酸化物質を多く含む食品を食べるよう心がけます。

中性脂肪が高くなったら

腎臓病の人はエネルギーを確保することが不可欠ですが、脂肪になりにくい食品でエネルギーをとることを考えなければなりません。

●アルコール飲料を控える

日本酒、ビール、ウイスキーなどのアルコール飲料は、種類にかかわらず、中性脂肪を高め、腎臓の濾過量を増やすので、できるだけ控えるようにします。

●甘いものを控える

●コレステロールを多く含む食品　（常用量あたり）

分類	食品名	常用量(g)	コレステロール(mg)
魚の内臓・魚卵など	アンコウの肝	40	224
	イクラ	30	144
	白子	40	144
	タラコ	40	140
	フカひれ	50	125
	キャビア	20	100
	数の子(塩蔵水戻し)	30	69
	ウナギの肝	20	86
	イカの塩辛	20	46
	カツオの塩辛(酒盗)	20	42
魚介	ウナギのかば焼き	80	184
	ドジョウ	80	168
	ゆでホタルイカ	40	152
	スルメイカ	50	135
	ウルメイワシ(丸干し)	60	132
	アナゴ	60	108
	ワカサギ	50	105
	シシャモ	40	92
	シラウオ	40	88
	ちりめんじゃこ	20	78
魚介	マダコ	50	75
	素干しサクラエビ	10	70
	シャコ	40	60
	ウニ	20	58
	イカナゴのつくだ煮	20	56
	トコブシ	30	45
その他	卵	55	231
	豚レバー	40	100
	牛レバー	40	96
	バター	20	42

腎臓病のための治療用特殊食品

(48、130ページ参照)

腎臓病の食事療法で、低たんぱくで低塩の食事を長年続けていくと、とかく、味気ないものになって食欲不振におちいりがちです。それにもかかわらず、エネルギーは充分にとらなければなりません。

特にたんぱく質の制限が厳しい場合では、たんぱく質の半分以上を主食で占めることになってしまいます。そこで、主食にたんぱく質の量を減らした特殊食品を使うと、おかずをその分増やすことができるうえに、良質のたんぱく質を確保することができます。

このように、食事療法を無理なく成功させるには、特殊食品の活用が大きな助けとなります。

たんぱく質をおさえた食品のほか、簡単にエネルギーを補給できる食品、カリウム、リンをおさえた食品、低塩の調味料など、多種多様な製品が開発されています。

これらの特殊食品は、医師や管理栄養士に相談のうえ、個々人の使い勝手や好み、価格などを考えて利用するとよいでしょう。

●たんぱく質をおさえた食品

主食類

ごはん、米、パン、めん類、もち、小麦粉など、低たんぱくのものと、ほとんどたんぱく質を含まないでんぷん製のものとがあります。味の点、扱いやすさでは、低たんぱくのものがよいようです。

その他

忙しいときに買いおきしておくと重宝なレトルトのおかずなどが好評のようです。旅行にも、単身赴任の人にもこのぱく質を確保することができます。

もなかやようかん、ケーキやババロアなど、砂糖を多く含む菓子類を食べるのを控えます。また、くだものに含まれる果糖は、吸収が早く脂肪になりやすいので、くだものも一日200g程度までにします。

便利です。

●エネルギーを補給する食品

でんぷん糖（低甘味糖類）

砂糖と同じエネルギーで、甘味が砂糖の1/3〜1/7なので、たくさん使ってエネルギーを確保できます。

MCT製品（中鎖脂肪酸）

中鎖脂肪酸というのはエネルギーに変換されやすく、脂肪になりにくい油です。サラッとしているので、油っこいものが苦手な人のエネルギー補給に利用できます。

非常に消化吸収が早く、胃にもたれないのですが、一度にたくさん使うと腹痛や吐き気、下痢などを起こすことがあります。少しずつ使うように注意します。

その他

MCTを使ったゼリー、飲み物、お菓子などがあります。

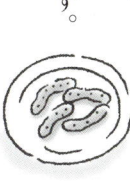

食欲のないときに食事のかわりに、気分転換にもなります。

外食アドバイス

外食で、低塩で低たんぱくのメニューを探すのはむずかしく、できれば避けたいものです。やむをえず外食をする場合には、メニューの選び方、食べ方に注意しましょう。

また、外食のおよその栄養成分値（下表参照）を把握し、前後の食事は塩分、たんぱく質をおさえて主食を多くし、カリウム制限がない場合は、外食で不足がちな野菜をたっぷりとるようにしましょう。

外食選びと食べ方4か条

1. 野菜中心のおかずを選ぶ
2. 魚・肉料理は少なめにする
3. めん類のつゆ、汁物の汁は残す
4. 漬け物、つくだ煮は食べない
5. しょうゆやソースはかけないで、つけて食べるか、かわりに酢や香辛料をかける

※たんぱく質源の少ないメニューを選ぶと、エネルギーも不足がちになります。食後に甘いものを食べたり、特殊食品のでんぷん糖やMCTパウダーを携帯し、飲み物に混ぜたり、料理にふりかけるとよいでしょう。

外食の栄養成分値の目安（1人分）

（☆印は比較的おすすめ、×印は避けたい料理）

	料理名	エネルギー（kcal）	たんぱく質（g）	塩分（g）
ごはん物	ポークカレー	754	22.0	2.5
	野菜カレー☆	686	10.2	2.7
	カツ丼×	893	28.8	4.3
	ビビンバ☆	550	10.2	1.7
	チャーハン☆	754	14.2	2.6
めん類・パン	天ぷらそば	459	24.0	4.9
	たぬきそば（汁は残す）☆	376	12.5	4.7
	ラーメン×	443	21.6	6.0
	冷やし中華×	467	19.6	4.7
	あんかけ焼きそば×	517	19.4	3.6
	チキングラタン×	647	31.6	2.9
	スパゲティミートソース×	597	23.2	2.7
	きのこスパゲティ☆	563	16.2	2.5
	ミックスサンドイッチ☆	389	12.4	1.8
おかず	ハンバーグデミグラスソース×	558	28.2	2.1
	ロールキャベツ☆	264	15.0	2.0
	ポテトコロッケ☆	305	7.4	0.5
	焼きギョーザ×	420	21.2	3.3
	春巻き☆	369	11.6	1.1

「毎日の食事のカロリーガイドブック」（女子栄養大学出版部刊）より
※栄養成分値は店や価格などによって違います。あくまで目安としてください。

急性腎炎の食事のポイント

急性腎炎では、腎炎の症状に応じて、水分、塩分、たんぱく質の制限をします。エネルギーは充分にとり、むくみや高血圧がある場合は、さらに強い塩分と水分の制限をします。

急性腎炎の発症直後は、入院して治療し、症状や検査データなどから病態に合わせて治療が進められます。

発症後7～10日間の急性期

エネルギーは標準体重1kgあたり30～35kcalとし、糖質、脂質を充分にとります。一方で、たんぱく質は体重1kgあたり0.5gに制限します。

一日の尿量が400ml以下の乏尿の時期では、無塩食(加工食品以外の食品中にもともと含まれる塩分は考慮しない)にします。ただ無塩食は食欲低下を招くので、一、二日の短い期間にします。

水分は、前日の尿量に、汗や呼気などからの不感蒸泄(ふかんじょうせつ)の量を足して、およそ600～800mlまでにします。

尿量が増えて、むくみがとれてくる利尿期は、徐々に水分量を増やし、塩分も3g以下の範囲で増やします。

血清カリウム値が、5.5mEq/ℓ以上になったら、カリウムを一日1200～1500mgに制限します。

発症後2～4週の回復期

エネルギーは、急性期と同じで体重1kgあたり30～35kcalとし、糖質、脂質は充分にとります。

たんぱく質は徐々に増やし、体重1kgあたり1.0～1.3gとします。

塩分は、尿へのナトリウムの排泄状態や高血圧の程度により増減しますが、一応の目安は一日に3～5gにします。

尿が通常通りに出てきて、むくみがとれてきたら、水分制限はしなくてもよくなります。また、カリウム制限も通常に戻します。

●急性腎炎の食事のポイント

	急性期	回復期
エネルギー(kcal/日)	30～35×体重(kg)	30～35×体重(kg)
たんぱく質(g/日)	0.5×体重(kg)	1.0～1.3×体重(kg)
塩分(g/日)	0～3	3～5
カリウム(mg/日)	血清カリウム値上昇で1200～1500	制限しない
水分	[乏尿期]600～800mlまで [利尿期]徐々に増やす	制限しない

＊体重は標準体重(34ページ参照)

慢性腎炎の食事のポイント

慢性腎炎の食事療法は、腎臓の働きの状態に合わせて行ないます。腎臓の機能が、糸球体濾過量が70ml/分以上の安定している場合との2つに分けて食事療法を行ないます。

悪化している場合の食事療法は、慢性腎不全の食事療法とほぼ同じなので、慢性腎不全の項を参考にしてくだ

●慢性腎炎の食事のポイント
（糸球体濾過量が71ml/分以上の場合）

エネルギー（kcal/日）	27〜39×体重（kg）
たんぱく質（g/日）	1.0〜1.2×体重（kg）
塩分（g/日）	9未満＊＊
カリウム（mg/日）	血清カリウム値上昇で1000〜1500

＊体重は標準体重（34ページ参照）
＊＊高血圧合併例では6g/日未満

さい。安定している場合は、塩分を一日9g未満に制限します。ただし、尿量が減少している場合や高血圧やむくみがある場合は、塩分の制限を強め6g未満にします。

エネルギーやたんぱく質は、特に制限はありませんが、表に示した適量を守るようにします。

その他、血清カリウム値が5.5mEq/ℓ以上の場合では一日のカリウム量を1200mg程度に制限します。

尿中のリンの排泄量が500mg以上の場合では一日のリンの量を700〜800mgに制限します。

●ネフローゼの食事のポイント

	微小変化型	微小変化型以外
エネルギー（kcal/日）	35×体重（kg）	35×体重（kg）
たんぱく質（g/日）	1.0〜1.1×体重（kg）	0.8×体重（kg）
塩分（g/日）	0〜6	5
カリウム（mg/日）	血清カリウム値上昇で1000〜1500	血清カリウム値上昇で1000〜1200

＊体重は標準体重（34ページ参照）

ネフローゼの食事のポイント

微小変化型ネフローゼと、それ以外の場合に分けて食事療法を行ないます。

微小変化型ネフローゼでは、主として塩分の制限をします。一日のエネルギーは体重1kgあたり35kcal、たんぱく質は1.0〜1.1gとします。塩分は一日0〜6gを目安にして、むくみが強い場合では一日3g以下に、むくみの程度が軽い場合は一日に5〜6gとします。カリウムは、血清カリウム値が5.5mEq/ℓ以上になった場合に、一日のカリウム量を1000〜1500mgに制限します。水分の制限の必要はありません。

微小変化型ネフローゼ以外の場合では、塩分とたんぱく質を制限します。一日のエネルギーは体重1kgあたり35kcal、たんぱく質は0.8g、食塩5gとします。カリウムは、微小変化型ネフローゼと同様に血清カリウム値が5.5mEq/ℓ以上になった場合に、一日のカリウム量を1000〜1500mgに制限します。水分の制限は必要ありませんが、むくみを増悪させないために、水分を「前日の尿量＋500ml（不感蒸泄ー代謝水）」を目安にします。ただし、むくみが強ければ、いずれの場合でも、水分を制限します。

慢性腎不全の食事のポイント

腎臓にかかる負担を軽くするために、高血圧をコントロールすることが

重要となるので、塩分を制限します。また、たんぱく質を制限して、尿毒性物質となる窒素化合物の産生を減らし、腎臓の濾過量が過剰になることを防ぎます。

その他、血液検査や尿検査の結果を見ながら、高リン血症、高カリウム血症、アシドーシス（血液が酸性になること）、たんぱく尿などに対応します。

保存期

塩分量は、一日6g未満に制限しますが、難治性の高血圧、むくみのある場合、一日の塩分量は3～6g未満を目標とします。

たんぱく質の量は、糸球体濾過量70ml/分以下の進行性の場合は、体重1kgあたり0.6g～0.8g、糸球体濾過量50ml/分以上で、尿たんぱくが一日1g以下の場合は、一日のたんぱく質の摂取量は体重1kgあたり0.9gとします。

また、超低たんぱくの食事療法では、ビタミンB_1、B_2、B_6などの水溶性ビタミンが不足しやすいので、それらを補

います。

エネルギー量は、老人や女性では体重1kgあたり27kcal程度で充分な場合もありますが、体重1kgあたり35kcalを目標にします。

水分は、ネフローゼ症候群および糸球体濾過量15ml/分以下では、一日の尿量に、汗や呼気などからの不感蒸泄量（体重〈kg〉×15ml が目安）を加えた量にします。

カリウムは、血清カリウム値が5.5mEq/ℓ以上の場合には、一日のカリウム摂取量を1500mg以下に制限し、尿中のリ

ンの排泄が500mg以上ではリンの摂取量を一日700～800mgに制限します。

●慢性腎不全の食事のポイント
（保存期）

エネルギー（kcal/日）	27～39×体重（kg）
たんぱく質（g/日）	0.6～0.8×体重（kg） 症状によって0.9
塩分（g/日）	3以上6未満
カリウム（mg/日）	1500以下
水分	症状によって制限

＊体重は標準体重（34ページ参照）

透析治療期の食事のポイント

透析とは、腎臓にかわって、老廃物の排泄、水分量の調節、体液の弱アルカリ性の保持、ナトリウムやカリウムなどの電解質の調節を行なう療法です。透析療法には、血液透析と持続性携行式腹膜透析（CAPD）があります。

血液透析は、1週間に1回、または二日か三日に1回の間隔で通院し、透析療法を受けます。

CAPDは、自分の腹膜を利用して行なう透析療法のため、通院は1か月に1～2回程度と少なくてすみます。血液透析では、塩分と水分の管理を行ない、「透析間体重」（46ページ参照）が増えないようにすることがたいせつです。

また、エネルギー、たんぱく質は必要な量をきちんととるようにします。さらに、検査データによって、カリ

ウム、リンなどを制限する場合もあります。

CAPDでは透析液に含まれるブドウ糖が腹膜から吸収されるため、このブドウ糖に相当する分、食事からとるエネルギー量を減らします。
また、たんぱく質は腹膜を通して流れ出るため、その分を増やします。

血液透析の場合

たんぱく質の制限は、保存期に比べてゆるめることができます。しかし、血清リン値が高い場合は、たんぱく質の制限は必要です。

また、「透析間体重」の増加は透析療法の維持に影響を与えるので、塩分、水分を適正にコントロールすることが重要になります。

エネルギー量は、体重1kgあたり27～35kcalにします。この場合の体重とは、透析直後の体重です。この体重を"ドライウエイト"といいます。

次に、たんぱく質量は、体重1kgあたり1.0～1.2gと保存期に比べて多くな

ります。

また、塩分の摂取量は一日6g未満とします。透析のさいには体重が増加しますが、これは体内の食塩の濃度をうすめて正常にするための水分での増加は、普通にいう体重の増加ではなくて、食べたり、飲んだりした分、体の中に水分がたまったことによっておこる体重の増加です。塩分のとり過ぎは、体重増加につながり、透析中に血圧が上がるなど、体に大きな負担をかけることになります。

●透析療法の食事のポイント

	血液透析	腹膜透析
エネルギー (kcal/日)	27～39×体重 (kg)	27～39×体重 (kg) (透析液からの吸収分を含む)
たんぱく質 (g/日)	1.0～1.2×体重 (kg)	0.9～1.2×体重 (kg)
塩　　分 (g/日)	6未満	透析除水量 (ℓ) ×7.5 ＋0.5×尿量 (/100ml)
カリウム (mg/日)	2000以下	2000～制限なし
水　　分	15ml×体重(kg)+尿量	透析除水量＋尿量

＊エネルギーとたんぱく質の欄の体重は、透析直後の体重。
　それ以外の体重は現体重。

◆「透析間体重」とは？

血液透析をした直後から次の透析の直前までの体重の増加を「透析間体重」といいます。透析療法での「透析間体重」の増加は、普通にいう体重の増加ではなくて、食べたり、飲んだりした分、体の中に水分がたまったことによっておこる体重の増加です。

◆「透析間体重」が重要なのはなぜ？

体の中にたくさん水分がたまると、心臓に大きな負担をかけ、透析療法でのトラブルの原因となります。透析で除く水分が多くなるのに伴って血圧も変動しやすくなりますし、もちろん透析した後の疲労感も強くなります。そのためにも、体重がむやみに増えることを避けなければなりません。

「透析間体重」を一定量内におさえることが、透析療法を継続し、透析寿命を長らえるポイントとなるのです。

◆「透析間体重」の理想的な目安は？

1回の透析で除かれる水分量は、3～4kg程度です。安定した透析療法を続けるために、水分の管理はたいせつなことです。「透析間体重」の増加の目安は、透析間がまる二日間の場合では、透析直

注意したいのは、長い間、塩分の制限の食事療法をしているので、塩分に対する感覚が鈍くなっていることです。自分の味覚に頼らずに、ときどき計量スプーンなどで計って料理をし、塩味の確認をしましょう。

また、食事のカリウムは2000mg以下に制限します。リンはたんぱく質摂取量に対応して15を乗じた量を目安にします。

持続性携行式腹膜透析（CAPD）

CAPDは、腹膜に入れる透析液にブドウ糖が含まれているので、食事からとるエネルギーのほかに、このブドウ糖の分だけ腹膜を通して体の中に入るエネルギーが増えます。そのため、必要なエネルギー量は、体重1kgあたり27～35kcalですが、透析液に含まれるブドウ糖の分のエネルギー量を差し引いて食事からとります。

一方、たんぱく質は、一日の食事からは体重1kgあたり0.9～1.2gとなります。

塩分量はCAPDで除く水分の量（ℓ）に7.5gをかけた量と、尿量100ml につき、0.5gを加えた量となるので、血液透析療法の場合より多くなります。

カリウムについては特に制限はしなくてもよいのですが、CAPDでよく見られる低カリウム血症では血液透析と同様に2000mg以下にします。一方、CAPDでは、カリウムを多く含む食品を積極的に食べるようにします。

その他に注意しておきたいことは、食欲の低下です。これは、おなかの中に透析液が入って胃が圧迫され、おなかがいっぱいになったように感じるためです。食欲の低下から栄養不足になり、一方で腹膜から透析液へとたんぱく質が失われ、エネルギーとたんぱく質が不足する状態におちいりやすいのです。きちんと必要な食事量をとるように心がけることがたいせつです。

◆「透析間体重」の増加を理想的にとどめるには？

尿、便、汗、その他呼気などからの不感蒸泄で、体内の水分は体の外に排泄されます。

しかし、尿量が少なくなると、水分が体の中にたまり、体重が増えます。体重が増えないようにするには、飲み物や水分の多い食べ物を避けるほか、生理的に水分がほしくなるような、塩分の多いものや甘すぎるもの、また、油っぽいものや、パサパサしたものなどを控えるようにします。

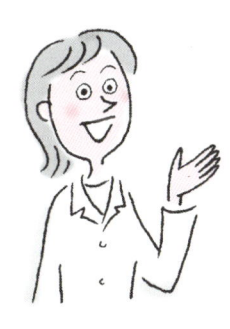

後の体重つまり、"ドライウェイト"の5％以内にします。まる一日では3％以内にとどめます。

たとえば、"ドライウェイト"60kgの人で透析間が二日の場合では、3kgの体重増加まで、透析間が一日の場合では1.5～1.8kg程度となります。

〔治療用特殊食品の問い合わせ先〕

（商品紹介は130～137ページ。商品・連絡先に変更がある場合もあります）

★特殊食品は、医師、管理栄養士の指導、相談のうえ、ご利用ください。

商品名	問い合わせ先	
ゆめごはん1/25* ゆめシリーズ中華丼* マクトンゼロパウダー ニューマクトンプチゼリー ニューマクトンビスキー げんたうどん げんた万能うまみそ げんたみそ汁 カップアガロリー	キッセイ薬品工業(株)	0120-588-117
ピーエルシー魚沼炊き上げ一番1/10 ピーエルシーカレー	ホリカフーズ(株)	025-794-5536
1/12.5 越後米粒タイプ	木徳神糧(株)	0120-885-811
T・T小麦粉	(株)グンプン	0279-60-0006
レナケアーシルキー ひかりもち レナケアーたんぱく調整ラーメン レナケアーたんぱく調整焼きそば だしわりつゆ だしわりしょうゆ	日清オイリオ(株)	03-3555-6812
低蛋白パン	(株)三和化学研究所	0120-758-991
低たんぱくスパゲッティタイプ カルシウムぽんせん	ヘルシーフード(株)	042-581-1191
粉飴	(株)H+Bライフサイエンス	086-224-4320
たんぱく調整チョコレート	江崎グリコ(株)	0120-917-111
塩分50％カット中濃ソース	ブルドックソース(株)	0120-921-109

＊印以外の商品は、下記で一括注文、問い合わせができ、個人向けの宅配を行なっています。

ケアフーズプラザ　アールエス　　0120-638-331　http://www.a-ruesu.co.jp
(株)ヘルシーネットワーク　　0120-236-977　http://www.healthynetwork.co.jp

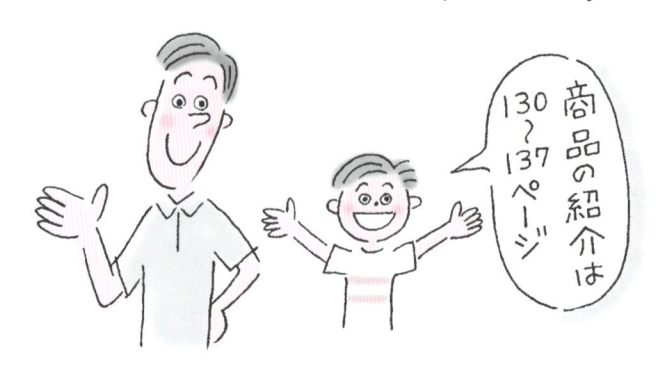

商品の紹介は130～137ページ

腎臓病の人の食事
一日献立・一品料理集

献立／**本田佳子** 女子栄養大学教授
塚田芳枝 杏林大学医学部付属病院栄養部
調理／**高橋敦子** 女子栄養大学名誉教授

● ここでは四群点数法に基づく治療食を紹介します。材料表に示されている重量は1人分で示してあります。材料表に示されている重量は、特に断わりがある場合を除いては、可食部（骨や種など、食べない部分を含まない）の数値です。
● 材料表中に「油」とのみ表記されている場合、植物油なら好みのもので、種類は問いません。「だし」は、カツオ節、煮干し、こんぶなどで作る和風のだしを示します。
● 材料の計量は、標準計量カップ・スプーンを使い、小さじの1/5量のミニスプーンを「ミニ」と表記しました。カップ・スプーンの概量に数値を併記しましたので、一つの目安として、ご家族の食事に応用するような場合にお使い下さい。
● 巻末に、四つの食品群別の点数と栄養成分値を掲載しました。

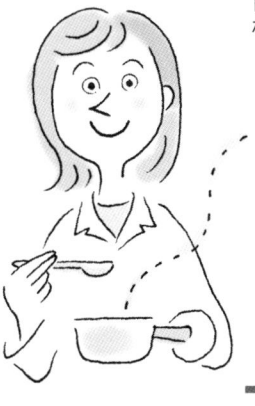

たんぱく質70gの春の献立

朝食

フランクフルトと春キャベツのソテー
フレンチ風ポテト
トースト
ドリンクヨーグルト

やわらかな春キャベツはフランクフルトとよく合い、ボリューム感も出ます。フランクフルトの塩分を考えて塩は控えめにしましょう。フレンチ風ポテトの焦げの風味を楽しんで。

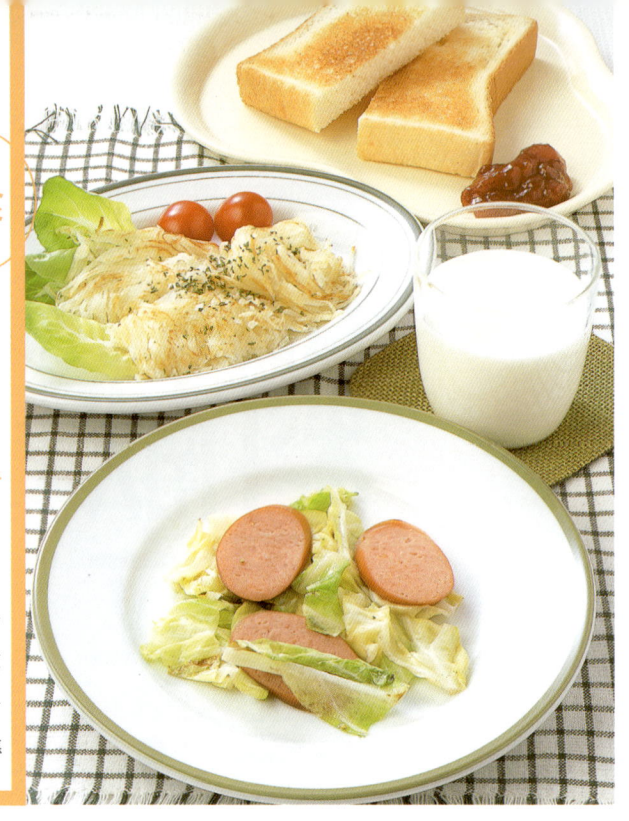

夕食

サワラの塩焼き
若竹煮
かぶのひと塩
ごはん
いちご

春においしいサワラと若竹煮で、季節を感じるメニューです。若竹煮にはわかめを使ってヘルシーな仕上げにしました。木の芽を飾っていちだんとおいしさグレードアップ。

●四群点数法による点数

	♠	♥	♣	♦	計
朝食	1.2	1.1	1.0	4.5	7.8
昼食	2.7	0.3	0.8	6.3	10.1
夕食	0.0	1.8	0.7	4.4	6.9
計	3.9	3.2	2.5	15.2	24.8

●作り方は52ページ

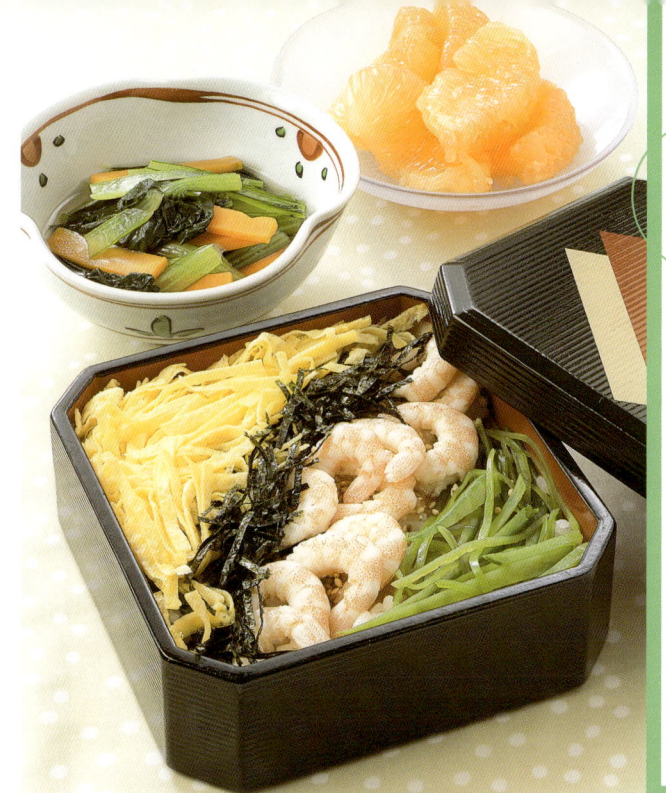

昼食

**ちらしずし
小松菜の煮浸し
グレープフルーツ**

彩り華やかなちらしずしは、行事にお客さま料理にと、だれでもみんなに喜ばれます。エビは、シバエビが比較的たんぱく質、カリウム、リンが少なめなので、制限のあるかたにはおすすめです。

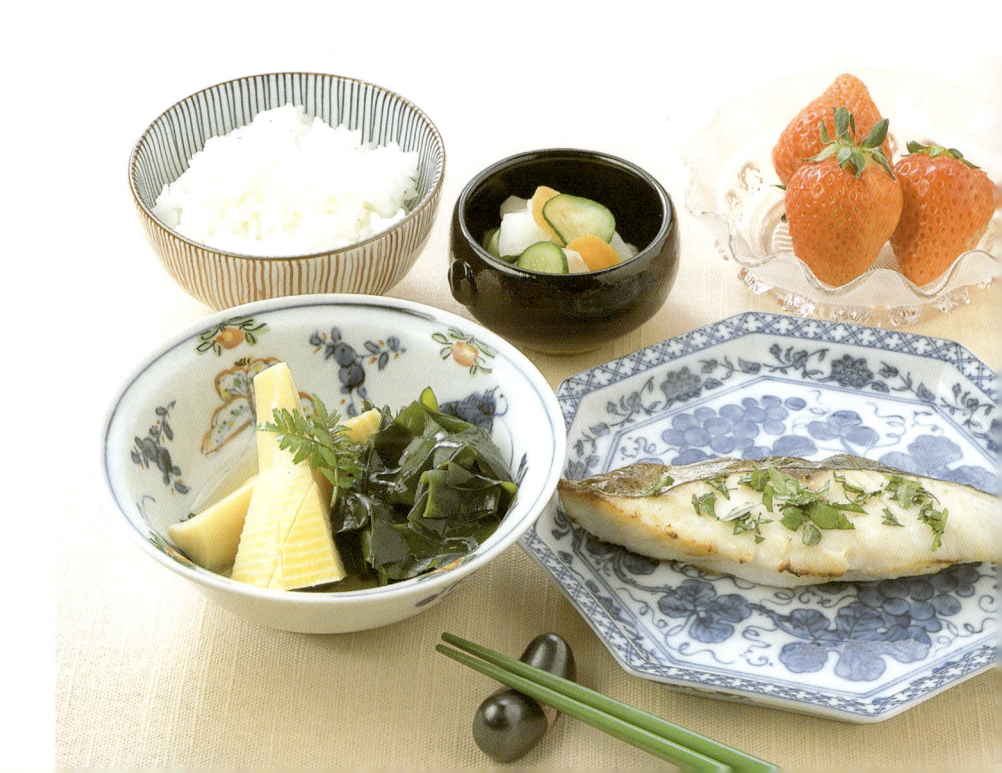

一日献立

たんぱく質70gの春の献立

●50ページ参照

朝
- フランクフルトと春キャベツのソテー
- フレンチ風ポテト
- トースト
- ドリンクヨーグルト

フランクフルトと春キャベツのソテー
① フランクフルトは斜め薄切りにし、キャベツは一口大に切る。
② 油を熱して①を入れ、キャベツがしんなりするまでいため、塩、こしょうで調味する。

フレンチ風ポテト
① じゃが芋はせん切りにする。
② フライパンにバターを熱し、じゃが芋を入れていためる。バターとなじんだら塩、こしょうをして平らにし、両面に焼き色がつくように焼く。
③ 皿にサラダ菜を敷き、じゃが芋を盛って上から乾燥パセリをふり、プチトマトを飾る。

昼
- ちらしずし
- 小松菜の煮浸し
- グレープフルーツ

ちらしずし
① 炊きたてのごはんに合わせ酢を混ぜ、あら熱をとっておく。ごはんは切るように混ぜる。
② 干ししいたけはもどして石づきをとる。かんぴょうは塩（分量外）でもみ洗いし、15分くらいゆでる。
③ ②にもどし汁とだしを入れてやわらかくなるまで15分煮、調味料を加えて煮含める。汁けをきってしいたけは薄切り、かんぴょうは1cm幅に切る。
④ シバエビは殻を除いて背わたをとり、熱湯でさっとゆでる。
⑤ 卵に砂糖を混ぜ合わせ、油を引いたフライパンに流し、薄く焼いてせん切りにする。
⑥ さやえんどうは筋をとり、色よくゆでて斜めに細く切る。
⑦ ①のすしめしに③とごまを混ぜて器に盛り、エビ、卵、さやえんどう、⑤を彩りよく飾る。

小松菜の煮浸し
① 小松菜はゆで、軽く水けを絞って、4cm長さに切る。
② にんじんは4cm長さの短冊切りにし、だしを加えてやわらかく煮る。
③ 小松菜を入れ、さっと煮てしょうゆで調味し、仕上げにごま油をたらす。

夕
- サワラの塩焼き
- 若竹煮
- かぶのひと塩
- ごはん　いちご

サワラの塩焼き
① サワラに塩をふり、5～10分おく。
② 木の芽は包丁で細かくたたく。
③ グリルまたは焼き網で両面色よく焼いて器に盛り、木の芽をふる。

●材料（1人分）

朝

●フランクフルトと
　春キャベツのソテー
フランクフルトソーセージ‥‥30ｇ
キャベツ‥‥‥‥‥大1枚（60ｇ）
油‥‥‥‥‥‥‥‥小さじ1¼（5ｇ）
┌塩‥‥‥‥‥‥‥‥少量（0.1ｇ）
└こしょう‥‥‥‥‥‥‥‥少量

●フレンチ風ポテト
じゃが芋‥‥‥‥‥‥‥‥80ｇ
バター‥‥‥‥‥小さじ1¼（5ｇ）
┌塩‥‥‥‥‥‥ミニ¼（0.3ｇ）
└こしょう‥‥‥‥‥‥‥‥少量
乾燥パセリ‥‥‥‥‥‥‥少量
プチトマト‥‥‥‥小2個（15ｇ）
サラダ菜‥‥‥小2〜3枚（10ｇ）

●トースト
食パン‥‥‥‥‥‥‥‥‥90ｇ
いちごジャム‥‥小さじ2強（15ｇ）

●ドリンクヨーグルト‥‥‥150ml

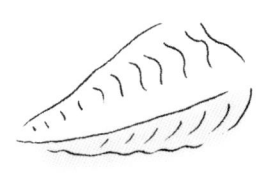

昼

●ちらしずし
┌ごはん‥‥‥‥‥‥‥‥220ｇ
│合わせ酢┌酢‥‥‥‥‥大さじ1（15ｇ）
│　　　　│砂糖‥‥‥大さじ½（4.5ｇ）
│　　　　└塩‥‥‥‥ミニ1弱（1.0ｇ）
│ごま‥‥‥‥‥‥小さじ1（3ｇ）
│干ししいたけ‥‥‥1枚（乾2ｇ）
│かんぴょう‥‥‥‥‥‥乾2ｇ
│しいたけのもどし汁＋だし‥‥
│　　　　　　　　大1⅓（20ml）
│砂糖‥‥‥‥‥‥小さじ⅓（1ｇ）
│しょうゆ‥‥‥‥小さじ⅓（2ｇ）
│シバエビ‥‥‥‥‥‥‥30ｇ
│卵‥‥‥‥‥‥‥‥1個（55ｇ）
│砂糖‥‥‥‥‥‥小さじ½（1.5ｇ）
│油‥‥‥‥‥‥‥小さじ½（2ｇ）
│さやえんどう‥‥‥‥‥‥4ｇ
└刻みのり‥‥‥‥‥‥‥‥少量

●小松菜の煮浸し
小松菜‥‥‥‥‥‥‥‥60ｇ
にんじん‥‥‥‥‥‥‥‥10ｇ
┌だし‥‥‥‥‥大さじ2（30ml）
│しょうゆ‥‥‥‥小さじ½（3ｇ）
└ごま油‥‥‥‥‥小さじ½（2ｇ）

●グレープフルーツ‥‥‥100ｇ
砂糖‥‥‥‥‥大さじ1強（10ｇ）

夕

●サワラの塩焼き
┌サワラ‥‥‥‥‥1切れ（80ｇ）
└塩‥‥‥‥‥ミニ½弱（0.5ｇ）
木の芽‥‥‥‥‥‥‥‥‥少量

●若竹煮
ゆで竹の子の穂先‥‥‥‥50ｇ
生わかめ‥‥‥‥もどして10ｇ
┌だし‥‥‥‥‥‥‥⅕ヌ（40ml）
│砂糖‥‥‥‥‥‥小さじ1（3ｇ）
└しょうゆ‥‥‥‥小さじ½（3ｇ）
木の芽‥‥‥‥‥‥‥‥‥少量

●かぶのひと塩
かぶ‥‥‥‥‥‥‥‥‥20ｇ
きゅうり‥‥‥‥‥‥‥‥10ｇ
にんじん‥‥‥‥‥‥‥‥5ｇ
塩‥‥‥‥‥‥ミニ½弱（0.5ｇ）

●ごはん‥‥‥‥‥‥‥‥200ｇ

●いちご‥‥‥‥‥‥‥‥80ｇ

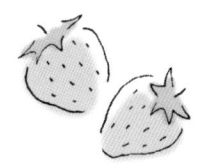

一日献立の作り方

若竹煮

① ゆで竹の子は縦に厚めに切る。
② わかめはもどして一口大に切る。
③ 竹の子をだしで5〜6分煮て調味し、15〜20分煮て器に盛りつける。
④ 残った煮汁でわかめをさっと煮て竹の子に添え、木の芽をのせる。

竹の子のゆで方

① 外皮を2〜3枚はがし、穂先を斜めに切る。身を傷つけないように皮目に縦に1本切れ目を入れ、根元のかたい突起をそぎ落とす。
② たっぷりの水とぬかをひとにぎり加え、浮き上がらないように平皿をのせ、根元に竹串が通るまで40〜60分ゆでてそのままさます。
③ ぬかを洗い落とし、使うまで水にさらしておく。

かぶのひと塩

① かぶはいちょう切りにし、きゅうりとにんじんは薄い輪切りにする。
② 塩を加えてもみ、しんなりしたら水けを絞る。

たんぱく質70gの夏の献立

朝食

アジのマリネ
肉じゃがカレー風味
オクラのお浸し
みょうがと油揚げのみそ汁
ごはん

アジのマリネは作りおきしておくと、味がなじんでおいしくなるうえに、忙しいときに重宝します。魚はイワシ、ワカサギなどでもよいでしょう。めんどうなときはシーチキンでもOK。

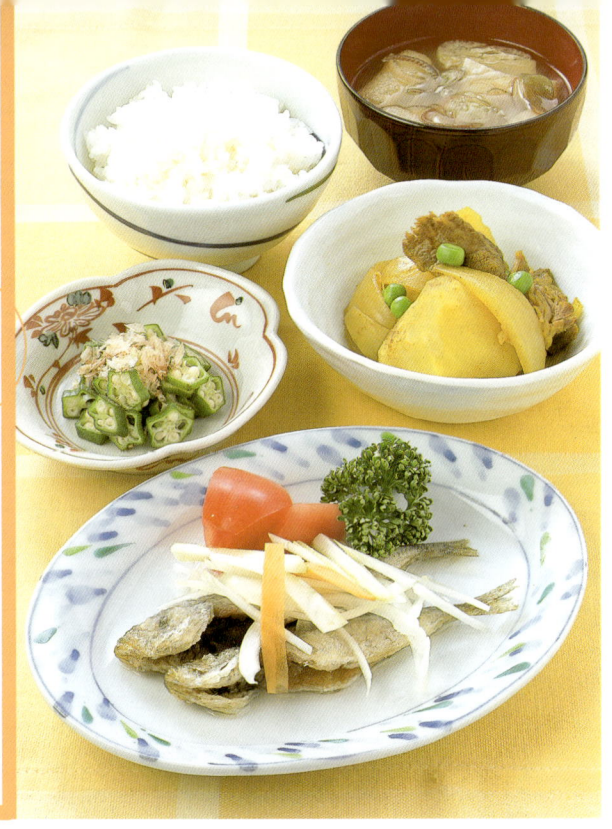

昼食

串揚げ　タコスパイス　キャベツの酢漬け　そうめん

タコスパイスは薬味の香りで少ない塩分でも食欲がわき、そうめんなどの淡白な料理にうってつけ。タコを増やせば主菜にもなります。タコには塩分があるので、加えるしょうゆはごく少量に。

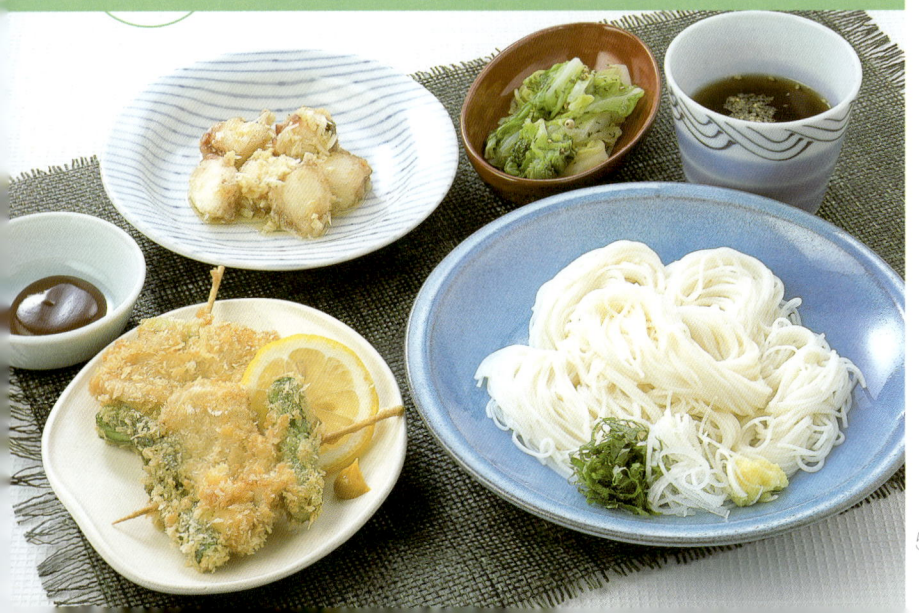

●作り方は56ページ

● 一日献立

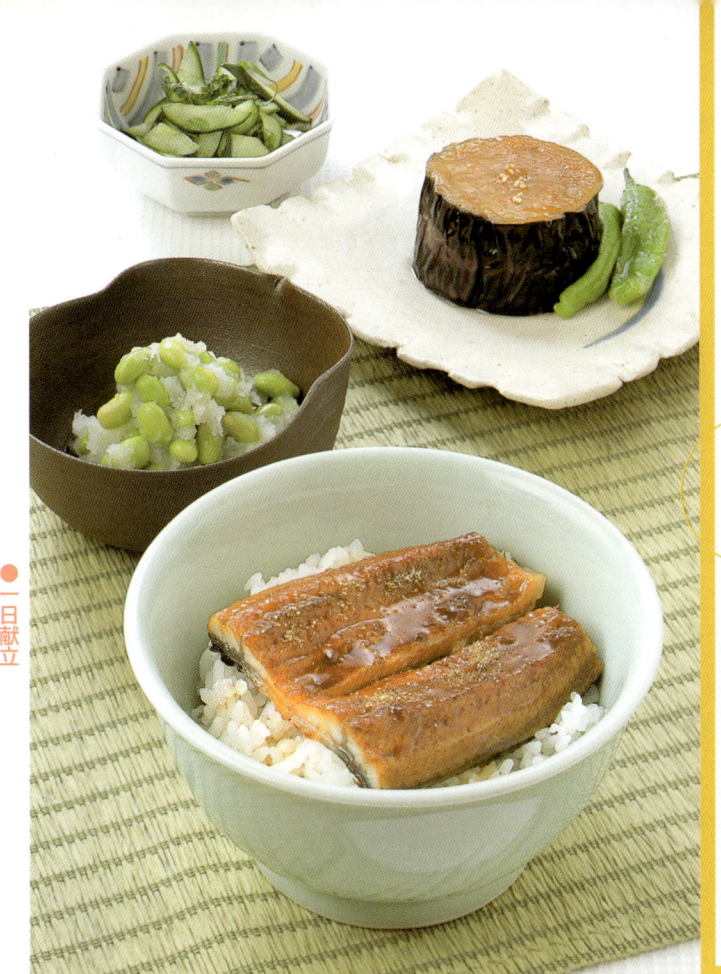

夕食

ウナ丼
なすの田楽焼き
枝豆のおろし酢あえ
きゅうりもみ

ウナギのかば焼きは、手軽にリッチな気分を味わえるので、市販のお総菜の人気ナンバーワンです。塩分制限が必要な場合、白焼きウナギを使い、わさびじょうゆで食べるのも一法でしょう。

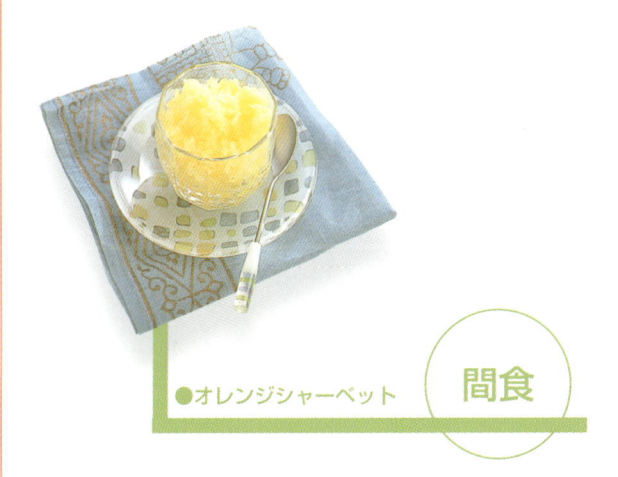

● オレンジシャーベット　間食

●四群点数法による点数

	♠	♥	♣	♦	計
朝食	0.0	1.3	1.1	5.3	7.7
昼食	0.1	0.6	0.3	4.4	5.4
間食	0.0	0.0	0.0	0.7	0.7
夕食	0.1	2.6	1.0	6.0	9.7
計	0.2	4.5	2.4	16.4	23.5

たんぱく質70gの夏の献立

●54ページ参照

朝

アジのマリネ
肉じゃがカレー風味
オクラのお浸し　みょうがと油揚げのみそ汁　ごはん

アジのマリネ（前日に用意）

① アジはaをふって10分おく。
② アジの水けをふき、かたくり粉をまぶし、170度の油でカラリと揚げる。
③ 玉ねぎ、にんじん、セロリは縦に細く薄切りにし、マリネ液と合わせ、揚げたてのアジをつけて一晩くらいおく。
④ アジと野菜をつけ汁をきって盛り、トマトとパセリを添える。

肉じゃがカレー風味

① じゃが芋は一口大に切って水にさらし、玉ねぎはくし形に切る。
② なべに油を熱して牛肉と①をいため、aを加えて煮立てる。
③ 塩、カレー粉で調味し、やわらかくなるまで20分煮てピースを加える。

オクラのお浸し

オクラは塩（分量外）でもんでゆで、小口から薄く切り、だしで割ったしょうゆであえ、削りガツオをのせる。

昼

串揚げ
タコスパイス
キャベツの酢漬け
そうめん

串揚げ

① 豚肉は1cm厚さに切り、塩、こしょうをふる。アスパラガスは太い部分の薄皮をむいて4等分にする。
② 肉とアスパラガスを交互に串に刺し、小麦粉、とき卵、粉チーズを混ぜたパン粉を順につけ、170度の油で揚げる。
③ 皿に串揚げを盛り、ソース、レモン、練りがらしを添える。

タコスパイス

① タコは薄切りにしてこしょうをふり、かたくり粉をまぶして揚げる。
② ごま油をぬるめに熱してaをいため、香りが出たら、揚げたタコとしょうゆを加えてからめる。

キャベツの酢漬け

キャベツは短冊切りにして、塩もみをして絞り、りんご酢と香辛料を加え味がなじむまで漬ける。

そうめん

① つけつゆの調味料を煮立て冷やす。
② そうめんはたっぷりの湯でゆでて水にとり、流水で洗って、1回分ずつまとめて皿に盛り、つゆと薬味を添える。

夕

ウナ丼
なすの田楽焼き
枝豆のおろし酢あえ
きゅうりもみ

なすの田楽焼き

① なすは水にさらして水けをふき、切

●材料（1人分）

朝

●アジのマリネ
小アジ（えら、はらわたを除く）
　　　　　　　　45gのもの2尾（40g）
a ┌ 塩‥‥‥‥‥‥‥‥‥ミニ⅓（0.4g）
　├ こしょう‥‥‥‥‥‥‥‥‥‥少量
　└ 酒‥‥‥‥‥‥‥‥‥大さじ½（7.5g）
かたくり粉・揚げ油‥‥‥‥各適量
玉ねぎ‥‥‥‥‥‥‥‥‥‥‥15g
にんじん・セロリ‥‥‥‥‥各5g
マリネ液 ┌ 酢‥‥‥‥‥‥小さじ1（5g）
　　　　├ 油‥‥‥‥‥‥小さじ½（2g）
　　　　└ 塩‥‥‥‥‥ミニ½（0.6g）
トマト（くし形切り）‥‥‥‥40g
パセリ‥‥‥‥‥‥‥‥‥‥‥少量

●肉じゃがカレー風味
牛肩肉（一口大に切る）‥‥15g
じゃが芋‥‥60g　玉ねぎ‥‥40g
油‥‥‥‥‥‥‥‥‥小さじ1（4g）
a ┌ 水‥‥‥‥‥‥‥½カップ（100mℓ）
　└ 顆粒ブイヨン‥‥‥‥‥‥0.5g
塩‥‥‥‥‥‥‥‥‥ミニ½（0.6g）
カレー粉‥‥‥‥‥‥小さじ¼（0.5g）
グリーンピース（ゆでる）‥‥5g

●オクラのお浸し
オクラ‥‥‥‥‥‥‥‥2本（20g）
┌ しょうゆ‥‥‥‥‥小さじ⅙（1g）
├ だし‥‥‥‥‥‥‥小さじ1（5g）
└ 削りガツオ‥‥‥‥‥‥‥‥少量

●みょうがと油揚げのみそ汁
油揚げ・みょうが‥‥‥‥‥各5g
だし‥‥‥‥‥‥‥‥¾カップ弱（130mℓ）
みそ‥‥‥‥‥‥‥‥小さじ1⅓（8g）
●ごはん‥‥‥‥‥‥‥‥‥200g

昼

●串揚げ
┌ 豚ヒレ肉‥‥‥‥‥‥‥‥‥30g
├ 塩‥‥‥‥‥‥‥‥‥少量（0.1g）
└ こしょう‥‥‥‥‥‥‥‥‥少量
グリーンアスパラガス‥‥‥‥‥
‥‥‥‥‥‥‥‥‥‥‥‥1本（20g）
┌ 小麦粉・卵・パン粉‥‥各適量
└ 粉チーズ‥‥‥‥‥小さじ1（2g）
揚げ油‥‥‥‥‥‥‥‥‥‥‥適量
ソース ┌ トマトケチャップ・ウスター
　　　　│　ソース‥‥‥‥‥‥‥各2g
　　　　└ レモンの輪切り‥‥1枚（5g）
練りがらし‥‥‥‥‥‥‥‥‥少量

●タコスパイス
┌ タコ‥‥‥‥‥‥‥‥‥‥‥30g
├ こしょう‥‥‥‥‥‥‥‥‥少量
├ かたくり粉‥‥‥‥‥‥‥‥適量
├ 揚げ油‥‥‥‥‥‥‥‥‥‥適量
├ ごま油‥‥‥‥‥‥小さじ½（2g）
a ┌ ねぎとしょうがとにんにく
　│　のみじん切り‥‥‥‥‥少量
　└ しょうゆ‥‥‥‥小さじ⅓（2g）

●キャベツの酢漬け
キャベツ‥‥‥‥‥‥小1枚（40g）
塩‥‥‥‥‥‥‥‥‥ミニ⅓（0.4g）
┌ りんご酢‥‥‥‥大さじ1（15mℓ）
└ 粒こしょう・ディル‥‥各少量

そうめん‥‥‥‥‥‥‥‥乾50g
つけじる ┌ だし‥‥‥½カップ（100mℓ）
　　　　└ しょうゆ・みりん
　　　　　　　‥‥‥各小さじ1（各6g）

夕

薬味 ┌ いりごま‥‥‥‥‥‥‥少量
　　├ ねぎの小口切り‥‥‥‥5g
　　├ 青じそのせん切り‥‥‥2g
　　└ おろししょうが‥‥‥‥5g

●ウナ丼
ごはん‥‥‥‥‥‥‥‥‥‥200g
ウナギの蒲焼き（市販品）‥‥70g
たれ（市販品）‥‥‥小さじ1（7g）
粉ざんしょう‥‥‥‥‥‥‥少量

●なすの田楽焼き
米なす‥‥輪切り1切れ（80g）
油‥‥‥‥‥‥‥‥‥小さじ1（4g）
田楽みそ ┌ 甘みそ‥大さじ½強（10g）
　　　　├ 砂糖‥‥‥小さじ1（3g）
　　　　└ 酒・だし‥各10g　卵黄‥2g
白いりごま‥‥‥‥‥‥‥‥少量
ししとうがらし‥‥‥‥2本（6g）
揚げ油‥‥‥‥‥‥‥‥‥‥適量

●枝豆のおろし酢あえ
枝豆‥‥‥‥‥‥‥‥‥‥‥30g
a ┌ おろし大根（軽く水けをき
　│　る）‥‥‥‥‥‥‥‥‥70g
　├ 酢‥‥‥‥‥‥‥小さじ1（5g）
　└ 砂糖‥‥‥‥‥‥小さじ1（3g）

●きゅうりもみ
きゅうり‥‥‥‥‥‥‥‥‥40g
塩‥‥‥‥‥‥‥‥‥ミニ⅓（0.4g）
青じそのせん切り‥‥‥‥1枚分

間

●オレンジシャーベット
オレンジジュース‥‥‥‥125mℓ

一日献立の作り方

間

オレンジシャーベット

オレンジジュースを冷凍庫に入れ、凍ったらとり出し、泡立て器やスプーンでかき混ぜてシャーベット状にする。これを2回くらいくり返すときが細かくなる。

きゅうりもみ

きゅうりは斜め切りにし、塩もみして絞り、青じそを混ぜる。

枝豆のおろし酢あえ

枝豆はゆでて皮をむき、aであえる。

④ ししとうは竹串で穴をあけ、165度の油で揚げてなすに添える。

③ 田楽みそをなすの表面に塗ってさらに焼き、白ごまをふる。

② みそと砂糖を合わせ、酒とだしでのばし、卵黄を入れて煮詰める。

① 口に格子目に包丁を入れ、油を塗ってオーブントースターで焼く。

たんぱく質60gの春の献立

朝食

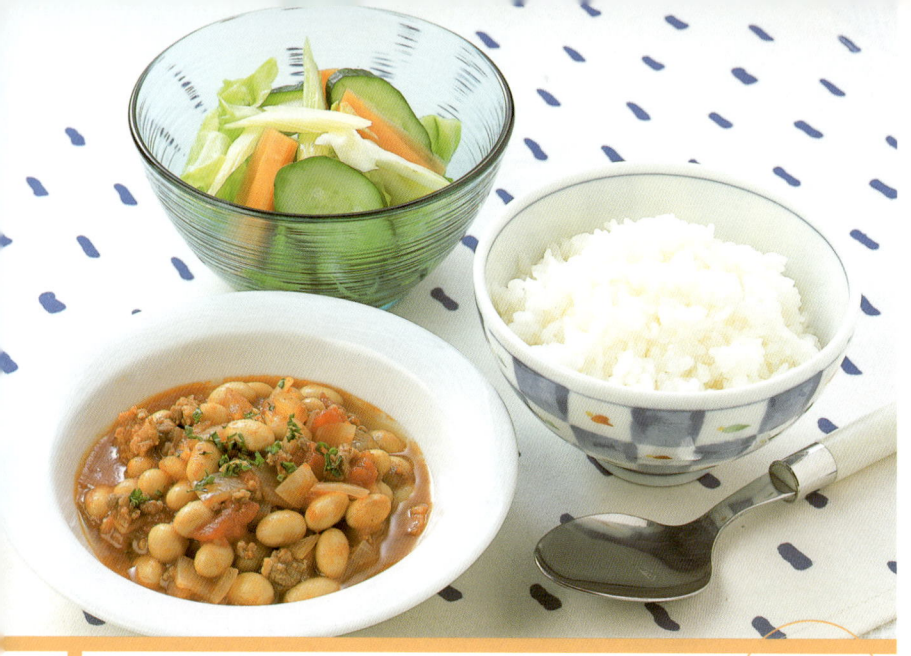

チリコンカン　春野菜のピクルス　ごはん

チリコンカンはごはんにもパンにも合うおかずです。便利なゆで不要タイプの大豆を、おおいに利用しましょう。水分を多くするとスープにもなります。

夕食

カツオのたたき
玉ねぎのリングフライ
うどの黄身酢あえ
ごはん

カツオは良質のたんぱく質、鉄分を多く含む優れた食材です。旬の時期にはぜひ食べたいものです。レモンの香りとたっぷりの薬味をきかして少ない塩分でもおいしく。

●四群点数法による点数

	♠	♥	♣	♦	計
朝食	0.0	1.3	0.5	5.0	6.8
昼食	1.0	1.0	1.5	5.2	8.7
夕食	0.6	0.9	0.5	6.0	8.0
計	1.6	3.2	2.5	16.2	23.5

●作り方は60ページ

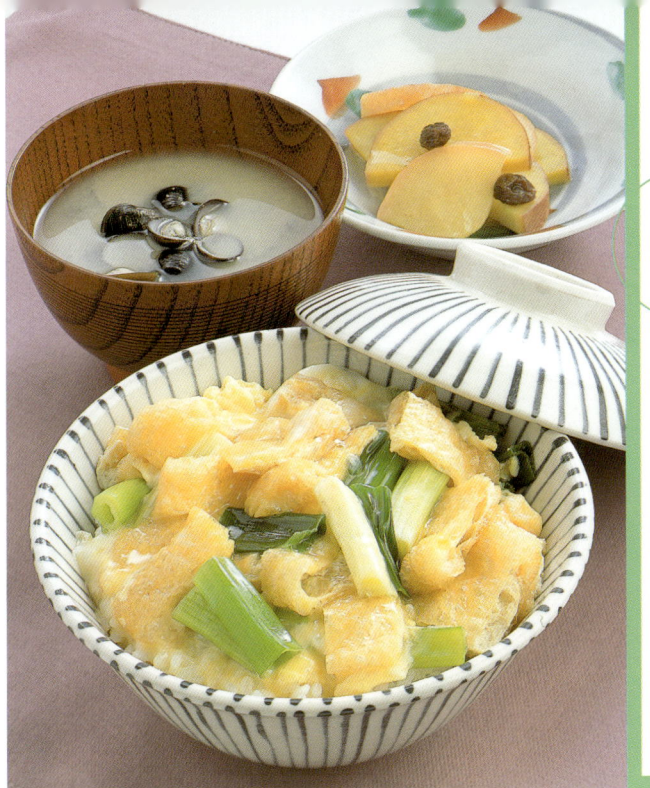

昼食

あげたま丼
さつま芋とりんごの重ね煮
シジミのみそ汁

鶏肉のかわりに油揚げを使った卵丼です。油揚げは大豆製品のなかでも、最もエネルギーの高い食材で、意外に食べごたえがあります。丼物でなく、朝食のおかずにも。

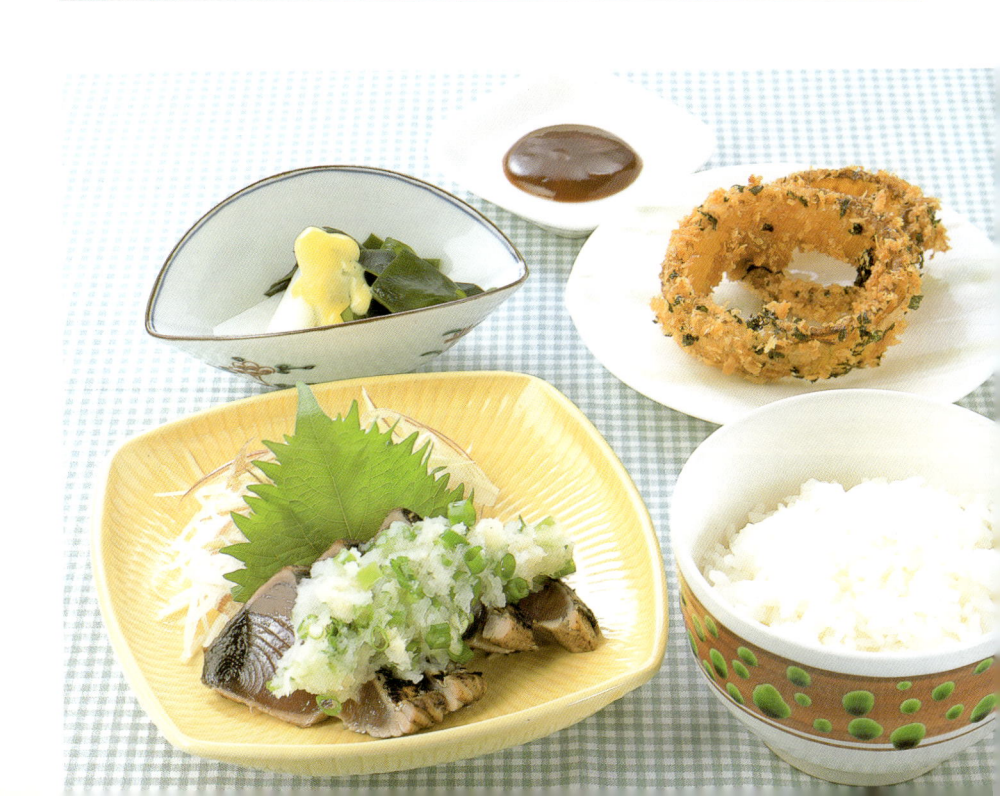

一日献立

たんぱく質60gの春の献立

朝

チリコンカン
春野菜のピクルス
ごはん

チリコンカン

① ベーコンは細切り、玉ねぎとにんにくはみじん切りにする。
② なべに油を熱して①をいためる。玉ねぎが透き通ったらひき肉をいため、ゆでた大豆、ざく切りにした水煮トマトとaを加え、弱火で15分煮る。
③ 最後に塩と香辛料で味つけして少し煮詰め、器に盛ってパセリをふる。

春野菜のピクルス

① キャベツ、にんじんは短冊切りにし、セロリは筋をとって斜めに細く切り、きゅうりは斜めの輪切りにする。
② 酢に香辛料を入れ、煮立ててさます。
③ 野菜を塩もみして水けを絞り、②を混ぜて味がなじむまで漬ける。

昼

あげたま丼
さつま芋とりんごの重ね煮
シジミのみそ汁

あげたま丼

① 油揚げは熱湯をかけて油抜きし、1.5cm幅の短冊切りにし、わけぎは3cm長さに切る。卵はときほぐす。
② 小なべにだしと調味料を入れ、油揚げとわけぎを煮、わけぎがやわらかくなったら卵を流し入れ、半熟状にとじてごはんにのせる。

さつま芋とりんごの重ね煮

① さつま芋は半月切りにして水にさらし、りんごはいちょう切りにする。
② 厚手のなべにさつま芋とりんごを交互に重ねて入れ、水、砂糖、バター、レモン汁を加え、紙ぶたをしてやわらかくなるまで煮る。
③ 最後に湯通ししたレーズンを加える。

シジミのみそ汁

① シジミは殻をこするようにして洗う。
② なべに水、シジミ、こんぶを入れ煮立て、貝が開いたらこんぶをとり出してアクをとり、みそをとき入れてひと煮立ちさせる。

夕

カツオのたたき
玉ねぎのリングフライ
うどの黄身酢あえ
ごはん

カツオのたたき

① カツオの身に金串を刺してじか火にかざし、表面に焼き目をつけ、すぐに氷水にとって冷やす。塩とレモン汁を表面に塗り、包丁の腹でたたく。
② aを張りつけ、冷蔵庫で30分くらい冷やして身をしめ、aをはずして、1cm幅くらいに切る。
③ つまの大根はかつらむきにし、繊維に直角にせん切りにし、みょうがは縦

●58ページ参照

●材料（1人分）

朝

●チリコンカン
- 合いびき肉……………25g
- ベーコン………………2g
- ゆで大豆………………15g
- 玉ねぎ…………………20g
- にんにく………………少量
- 油……………………大さじ½(6g)
- 水煮トマト(缶詰め)……50g
- a ┌ 水………………¼ヵップ(50mℓ)
  └ 固形ブイヨン……¼個(1g)
- ┌ 塩………………ミニ⅙(0.2g)
- └ チリパウダー・パプリカ……各少量
- パセリのみじん切り……少量

●春野菜のピクルス
- キャベツ………………小1枚(40g)
- にんじん………………10g
- セロリ・きゅうり……各15g
- 塩………………ミニ⅔(0.8g)
- ┌ 酢………………大さじ½(7.5g)
- │ こしょう………………少量
- └ ロリエ…………………1枚

●ごはん……………………200g

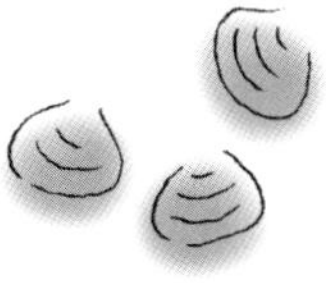

昼

●あげたま丼
- ごはん…………………200g
- ┌ 油揚げ………………20g
- │ 卵…………………1個(55g)
- │ わけぎ………………40g
- │ ┌ だし………大さじ3(45mℓ)
- └ └ みりん・しょうゆ
　　　　　　各大さじ½(各9g)

＊わけぎはねぎ、玉ねぎ、生しいたけ、グリーンピースなどでもよい。

●さつま芋とりんごの重ね煮
- さつま芋………………60g
- りんご…………………30g
- ┌ 水……………⅕ヵップ(40mℓ)
- │ 砂糖……………小さじ2(6g)
- │ バター…………小さじ1¼(5g)
- └ レモン汁………小さじ1(5mℓ)
- レーズン………………3g

●シジミのみそ汁
- シジミ(砂抜きしたもの)……
　　　　　10g(殻つきで40g)
- 水………………¾ヵップ(150mℓ)
- だしこんぶ……………少量
- みそ……………小さじ1⅓(8g)

＊好みで粉ざんしょうをふる。

夕

●カツオのたたき
- カツオ(刺し身用のさく)……60g
- ┌ 塩………………ミニ1(1.2g)
- └ レモン汁………小さじ1(5mℓ)
- a ┌ おろし大根………20g
  │ おろししょうが……5g
  └ にんにくの薄切り…2枚
- 二杯酢 ┌ 大根……………20g
  │ みょうが………10g
  └ 青じそ…………1枚
- 小ねぎの小口切り……少量
- ┌ 酢………………小さじ1(5g)
- └ うす口しょうゆ…小さじ1(6g)

●玉ねぎのリングフライ
- 玉ねぎ…………………60g
- ┌ 小麦粉・とき卵・パン粉…各適量
- └ パセリのみじん切り……少量
- 揚げ油…………………適量
- ソース ┌ トマトケチャップ
  │ …………小さじ1(5g)
  └ ウスターソース
  　　　…………小さじ1弱(5g)

●うどの黄身酢あえ
- うど……………………30g
- 生わかめ………もどして10g
- 黄身酢 ┌ 卵黄……………9g
  │ 酢………小さじ1(5g)
  │ 砂糖……小さじ⅔(2g)
  └ 塩………ミニ¼(0.3g)

●ごはん……………………200g

一日献立の作り方

うどの黄身酢あえ
① うどは4㎝長さの短冊切りにしてさっとゆでる。わかめはもどして4㎝程度の長さに切り、さっとゆでる。
② 黄身酢の材料をよく混ぜ、湯せんにかけて、とろみがつくまで火を通し、うどとわかめにかける。

玉ねぎのリングフライ
① 玉ねぎは1.5㎝の輪切りにし、輪をはずす。
② 小麦粉、とき卵、パセリを混ぜたパン粉を順につけ、170度の油できつね色に揚げ、ソースを添える。

カツオのたたき
① カツオの表面を焼くとき、金串がなければ、焼き網にのせて焼いてもよい。
② 残った大根の芯はおろし、軽く水けをきって小ねぎと混ぜる。
③ 器に③を盛り、青じそを敷き、手前にカツオを盛って④をのせ、二杯酢を添える。
＊にせん切りにし、水に放してピンとさせ、水けをきる。

たんぱく質60gの夏の献立

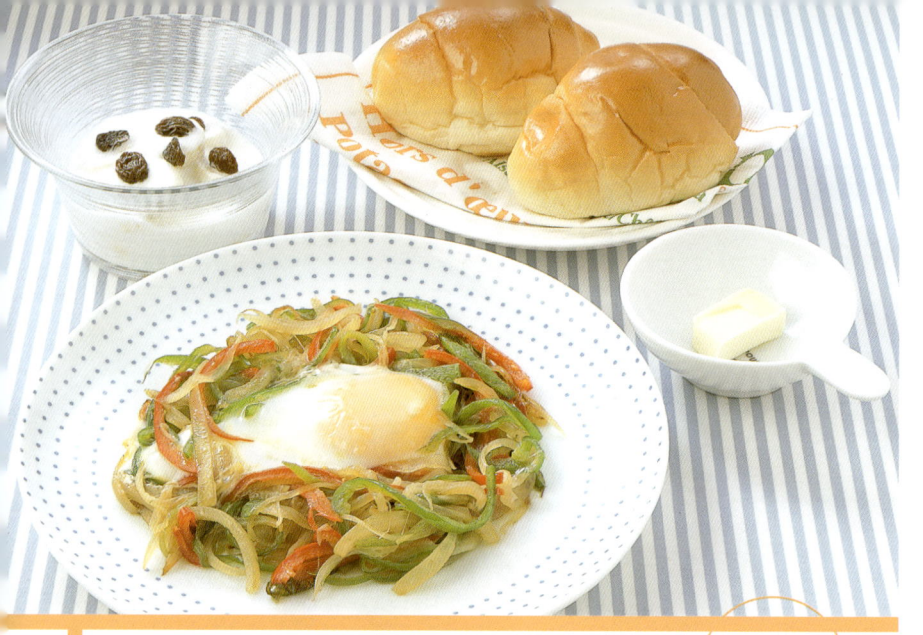

朝食
巣ごもり卵　ロールパン　バナナのヨーグルトあえ

巣ごもり卵は、さっとできて卵と野菜が同時にとれる、朝食にうってつけのおかずです。ピーマンの緑とパプリカの赤とカラフルに仕上げました。ヨーグルトには好みのフルーツを。

昼食
夏野菜のカレーライス　グリーンサラダ

なすやかぼちゃの素揚げをのせて夏らしさを演出し、ひと味違ったカレーにしました。夏バテも吹き飛ぶでしょう。カレーの友、福神漬けは控えます。

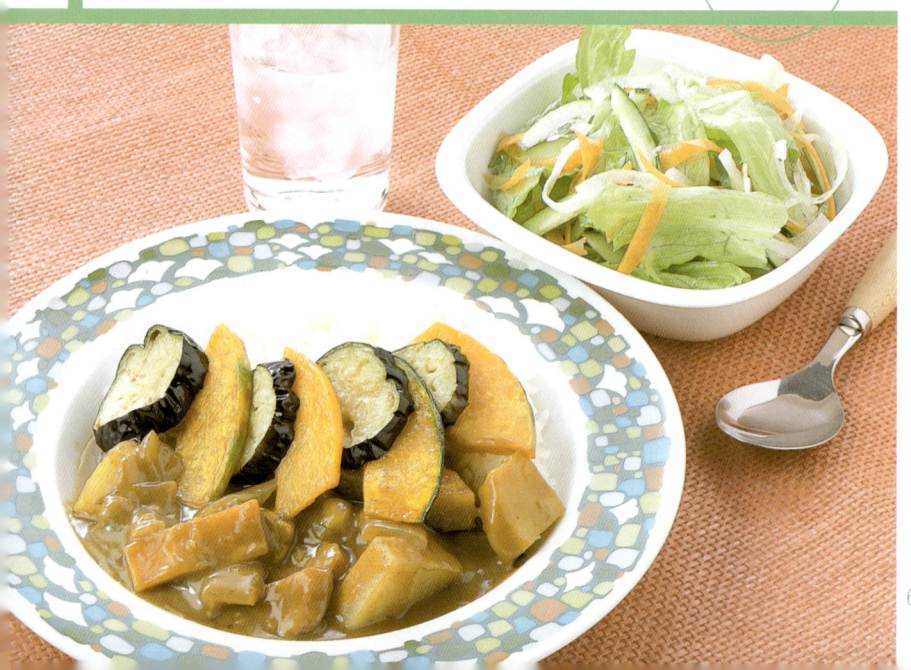

●作り方は64ページ

一日献立

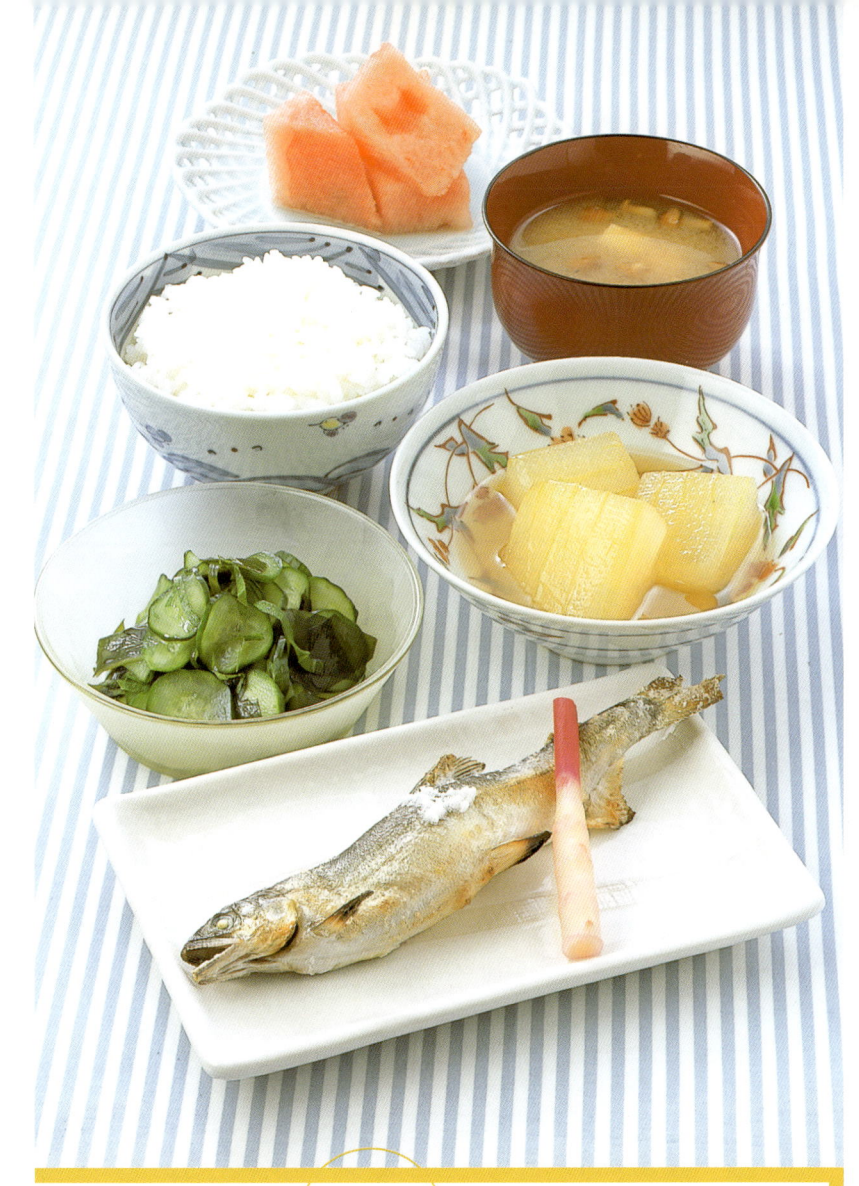

夕食

アユの塩焼き
とうがんのくず煮
きゅうりとわかめの酢の物
豆腐となめこのみそ汁
ごはん　すいか

とうがんは野菜のなかでも、カリウムが少ないので、カリウム制限のあるかたも安心して使えます。うす味にすると上品な味が生きてきます。酢の物のわかめには塩分があるので、味つけには注意をしましょう。

●四群点数法による点数

	♠	♥	♣	♦	計
朝食	1.5	0.0	1.2	4.2	6.9
昼食	0.0	0.9	1.3	8.5	10.7
夕食	0.0	1.6	0.8	4.7	7.1
計	1.5	2.5	3.3	17.4	24.7

たんぱく質60gの夏の献立

朝
巣ごもり卵
ロールパン
バナナのヨーグルトあえ

巣ごもり卵
① ピーマンとパプリカは縦にせん切りにし、玉ねぎも繊維に沿ってせん切りにする。
② フライパンに油を熱し、玉ねぎをしんなりするまでいため、ピーマン、パプリカも入れていためる。
③ 丸く形を整えて中央にくぼみをつくり、そこに卵を落としてふたをし、卵が好みのかたさになるまで焼く。
④ 仕上げに塩、こしょうをふって味をととのえる。

バナナのヨーグルトあえ
バナナは5mm厚さの輪切りにし、ヨーグルトであえて器に盛り、レーズンを散らす。

昼
夏野菜のカレーライス
グリーンサラダ

夏野菜のカレーライス
① じゃが芋とにんじんは食べやすい大きさに切り、じゃが芋は水にさらす。玉ねぎはくし形に切る。
② 厚手のなべに油を熱し、豚肉、玉ねぎを入れていためる。玉ねぎがしんなりしたら、じゃが芋とにんじんを加えてさらにいためる。
③ 水を加え、煮立ったらアクを除き、野菜がやわらかくなるまで煮る。
④ カレールーを入れて静かに混ぜ、ルーがとけたら、ときどきかき混ぜながら、とろみがつくまで煮る。
⑤ かぼちゃは5mm厚さに切る。なすは輪切りにして水にさらし、水けをきる。
⑥ 揚げ油を180度に熱し、かぼちゃとなすを入れ、火が通るまで揚げる。
⑦ 器にごはんを盛ってカレーをかけ、素揚げしたかぼちゃとなすを飾る。

グリーンサラダ
① レタスは一口大にちぎり、きゅうりは斜め切りにする。にんじんは細めの短冊に切り、玉ねぎはせん切りにする。
② ①の野菜を水に放してパリッとさせ、水けをきる。
③ 酢、油、塩をよく混ぜ合わせ、最後に香りづけにレモン汁を入れてドレッシングを作る。
④ 野菜を③であえて器に盛る。

夕
アユの塩焼き　とうがんのくず煮
きゅうりとわかめの酢の物
豆腐となめこのみそ汁
ごはん　すいか

アユの塩焼き
① アユは盛りつけて裏側の腹から、汚物をとり除いておく。
② 全体に塩をふって10分くらいおく。

●62ページ参照

64

●材料（1人分）

朝

●巣ごもり卵
- 卵‥‥‥‥‥‥‥‥‥‥1個（55ｇ）
- ピーマン‥‥‥‥‥‥‥‥‥‥40ｇ
- 赤パプリカ‥‥‥‥‥‥‥‥‥20ｇ
- 玉ねぎ‥‥‥‥‥‥‥‥‥‥‥80ｇ
- 油‥‥‥‥‥‥‥‥小さじ１¼（5ｇ）
- 塩‥‥‥‥ミニ½弱（0.5ｇ）
- こしょう‥‥‥‥‥‥‥‥少量

●ロールパン‥‥大2個（80ｇ）
バター‥‥‥‥‥小さじ１¼（5ｇ）

●バナナのヨーグルトあえ
- バナナ‥‥‥‥‥‥‥½本（50ｇ）
- 加糖ヨーグルト‥‥‥‥‥‥50ｇ
- レーズン‥‥‥‥‥‥‥‥‥‥3ｇ

昼

●夏野菜のカレーライス
- ごはん‥‥‥‥‥‥‥‥‥‥220ｇ
- 豚もも角切り肉（脂身つき）
  ‥‥‥‥‥‥‥‥‥‥‥‥40ｇ
- じゃが芋‥‥‥‥‥‥‥‥‥30ｇ
- にんじん‥‥‥‥‥‥‥‥‥20ｇ
- 玉ねぎ‥‥‥‥‥‥‥‥‥‥40ｇ
- 油‥‥‥‥‥‥‥小さじ１¼（5ｇ）
- 水‥‥‥‥‥‥‥‥¾カップ（150mℓ）
- カレールー‥‥‥‥‥‥‥‥18ｇ
- かぼちゃ・なす‥‥‥‥各40ｇ
- 揚げ油‥‥‥‥‥‥‥‥‥適量

●グリーンサラダ
- レタス‥‥‥‥‥‥‥‥‥‥40ｇ
- きゅうり・にんじん‥‥各10ｇ
- 玉ねぎ‥‥‥‥‥‥‥‥‥‥10ｇ
- ドレッシング
  - 酢‥‥‥‥小さじ½強（3ｇ）
  - 油‥‥‥‥小さじ２½（10ｇ）
  - 塩‥‥‥‥ミニ½弱（0.5ｇ）
  - レモン汁‥小さじ½弱（2mℓ）

夕

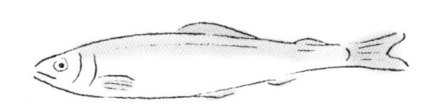

●アユの塩焼き
- アユ‥‥‥‥‥‥‥‥‥‥‥‥‥
  ‥‥‥70ｇ（1尾130ｇのもの）
- 塩‥‥‥‥‥‥ミニ1（1.2ｇ）
- はじかみ‥‥‥‥‥‥‥‥‥1本

●とうがんのくず煮
- とうがん‥‥‥‥‥‥‥‥‥50ｇ
- だし‥‥‥‥‥¼カップ（50mℓ）
- 塩‥‥‥‥‥‥ミニ¼（0.3ｇ）
- しょうゆ‥‥‥小さじ⅙（1ｇ）
- かたくり粉‥‥小さじ⅔（2ｇ）
- 水‥‥‥‥‥小さじ1強（約7mℓ）

●きゅうりとわかめの酢の物
- きゅうり‥‥‥‥‥‥‥‥‥70ｇ
- 塩‥‥‥‥‥‥ミニ½（0.6ｇ）
- 生わかめ‥‥‥‥もどして10ｇ
- 青じそ‥‥‥‥‥‥‥‥1枚（1ｇ）
- 三杯酢
  - 酢‥‥‥‥‥小さじ1（5ｇ）
  - 砂糖‥‥‥‥小さじ⅔（2ｇ）
  - しょうゆ‥‥小さじ⅓（2ｇ）

●豆腐となめこのみそ汁
- もめん豆腐‥‥‥‥‥‥‥‥30ｇ
- なめこ‥‥‥‥‥‥‥‥‥‥10ｇ
- だし‥‥‥‥‥¾カップ（150mℓ）
- みそ‥‥‥‥大さじ½強（10ｇ）

●ごはん‥‥‥‥‥‥‥‥‥200ｇ
●すいか‥‥‥‥‥‥‥‥‥100ｇ

●一日献立の作り方

とうがんのくず煮

① とうがんは一口大に切って皮をむき、だしでやわらかく煮て調味する。
② 仕上げに水どきかたくり粉を加えて手早く混ぜ、とろみをつける。

きゅうりとわかめの酢の物

① きゅうりは小口切りにして塩で下味をつけ、味がなじんだら軽く絞る。
② わかめはもどして4㎝長さに切り、青じそはせん切りにする。
③ ①②を合わせて三杯酢であえる。

化粧塩

焼く直前に、ひれを起こすように塩をまぶすと、塩は"焼き塩"になって表面に残り、ひれが焦げるのを防ぐうえに、魚の姿がより美しく見え、形も固定するため、食べるときには口に入らないように。ただし、

焼く直前に、焦げやすい腹の中央、ひれに塩（分量外）をまぶす（化粧塩）。
③ 熱したグリルか焼き網で焼き、皿に盛ってはじかみを添える。

たんぱく質60gの秋の献立

朝食

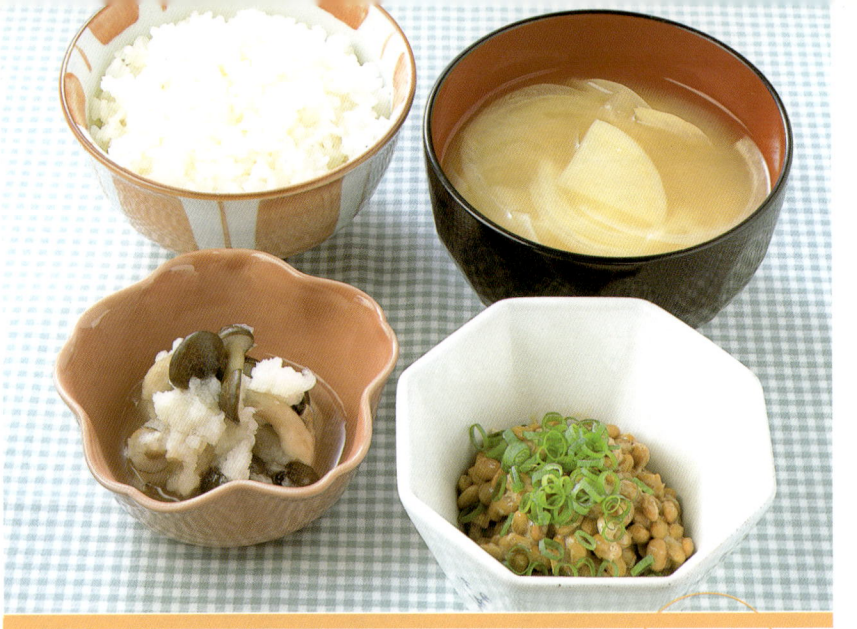

納豆　しめじのおろしあえ　じゃが芋と玉ねぎのみそ汁　ごはん

日本人になじみの深い納豆は、手軽に使えて忙しい朝にもってこいの食材です。酵素の力でたいへん消化吸収がよく、さまざまな栄養効果もアップされるといわれています。

間食

大学芋　煎茶

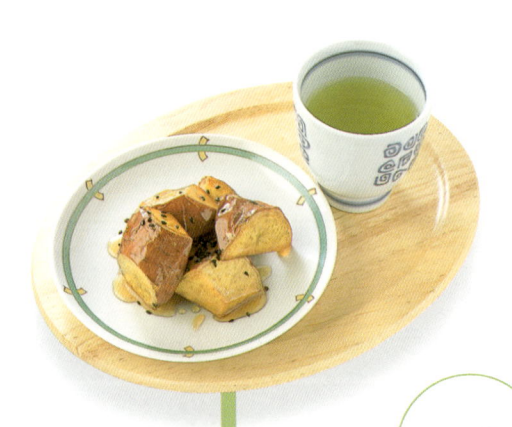

● 作り方は68ページ

● 四群点数法による点数

	♠	♥	♣	♦	計
朝食	0.0	1.0	0.4	4.7	6.1
昼食	0.1	0.0	0.3	6.8	7.2
間食	0.0	0.0	1.3	1.5	2.8
夕食	0.3	2.3	1.1	5.7	9.4
計	0.4	3.3	3.1	18.7	25.5

●一日献立

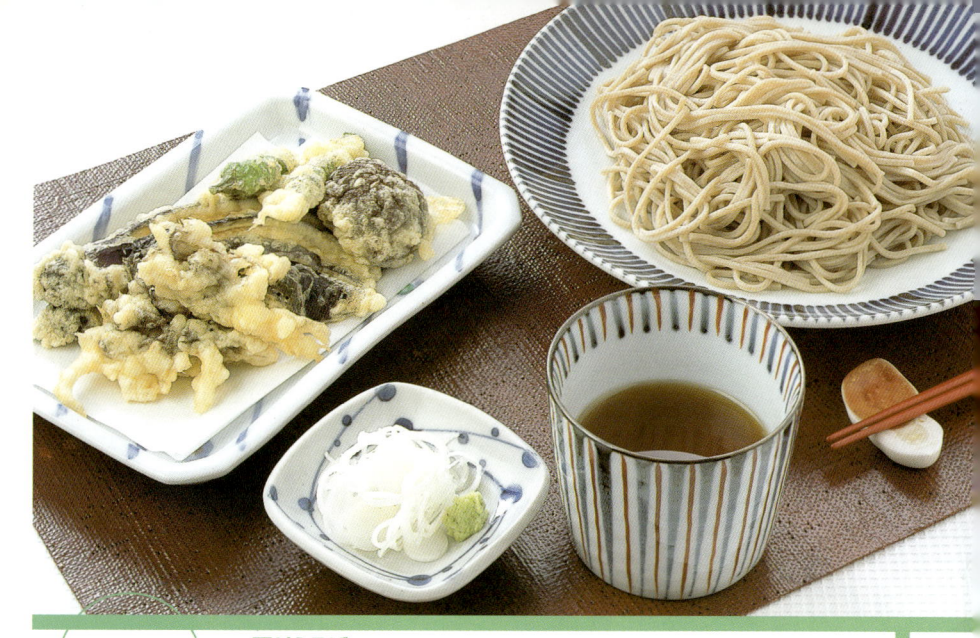

昼食

天ぷらそば
新そばの時期には、香り高い味を存分に楽しみましょう。ただし、そばつゆにそば湯を入れて飲むのは厳禁です。塩分をとりすぎないように、つゆはかならず残す習慣をつけます。

夕食

ハンバーグ　二色浸し　ごはん　柿　ほうじ茶
みんな大好きなハンバーグに、赤、白、緑の野菜を彩りよく添えました。副菜にはサラダでもいいのですが、和風味のお浸しもよく、こってりした肉料理を引き立てます。

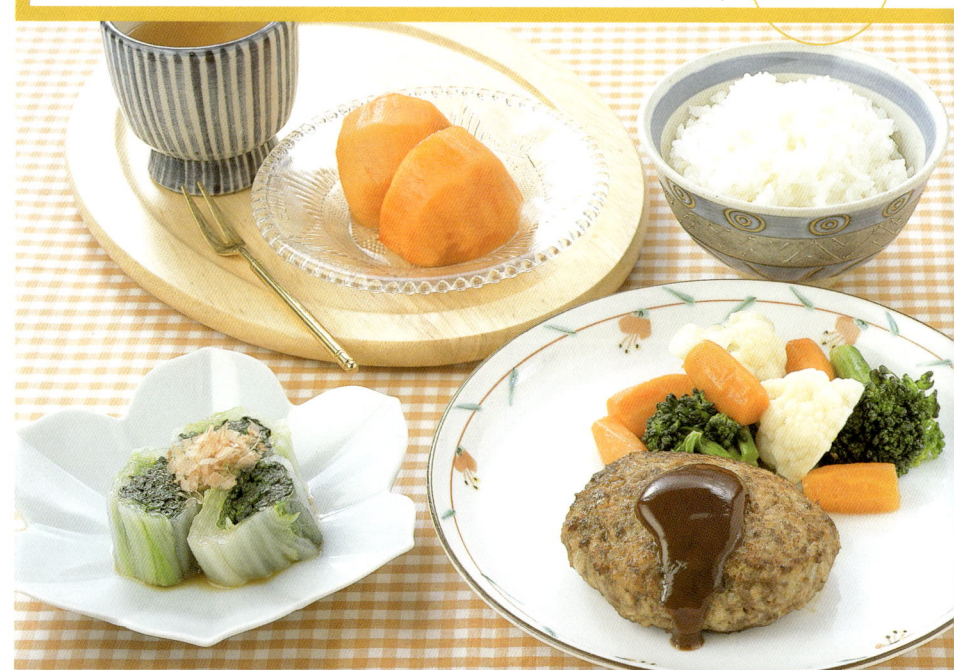

たんぱく質60gの秋の献立

朝
納豆
しめじのおろしあえ
じゃが芋と玉ねぎのみそ汁
ごはん

納豆
納豆にしょうゆを加え、粘りが出るまでよく混ぜて器に盛り、小口切りにしたねぎをのせる。

しめじのおろしあえ
① しめじは軸先を切ってほぐし、ゆでてさます。
② 大根はおろして軽く水けをきり、三杯酢を混ぜてしめじをあえる。

昼
天ぷらそば

天ぷらそば
① そばはたっぷりの沸騰湯に入れてゆでさます。
② めんつゆに水を加え、煮立ててさまし、つけづゆを作る。
③ なすは半分に切り、縦に切れ目を入れ、水にさらして水けをきる。まいたけは一口大に裂き、しいたけは石づきをとる。
④ ししとうがらしは破裂しないよう、竹串で刺しておく。
⑤ 卵はよくときほぐし、冷水を加えて混ぜる。小麦粉をふり入れ、太いはしでさっくりと白い粉が少し残る程度に混ぜ、衣を作る。
⑥ 揚げ油を170度に熱し、なす、まいたけ、しいたけ、ししとうがらしに衣をつけて入れ、カラリと揚げる。
⑦ そばと天ぷらを皿に盛り、つけづゆと薬味を添える。

揚げ上がりの目安
材料が浮き上がってきて衣のまわりの泡が小さくなり、うすい色がつき始めたら、油から引き上げる。

夕 （66ページ参照）
ハンバーグ
二色浸し
ごはん
柿 ほうじ茶

ハンバーグ
① 玉ねぎはみじん切りにし、油でしんなりするまでいため、あら熱をとる。パン粉に牛乳を合わせ、なじませておく。
② ひき肉に①、卵、塩、こしょう、ナツメグを合わせ、よく練り混ぜて俵形に丸め、中央をくぼませる。
③ 油を熱し、②を入れて焼き、両面に焦げ目がついたらふたをして火を通す。
④ にんじんはシャトーまたは拍子木に切り、水を加えて煮る。やわらかくなったら、調味料とバターを入れ、つやよく煮上げる。
⑤ ブロッコリー、カリフラワーは小房に分け、小さめに切ってゆでる。
⑥ 皿にハンバーグを盛ってソースをか

●材料（1人分）

朝

●納豆
- 納豆……………小1パック（40ｇ）
- しょうゆ…………小さじ1弱（5ｇ）
- 小ねぎ……………………1本（5ｇ）

●しめじのおろしあえ
- しめじ………………………20ｇ
- 大根…………………………50ｇ
- 三杯酢
  - 酢………………小さじ½強（3ｇ）
  - 砂糖……………小さじ1（3ｇ）
  - 塩………………ミニ¼（0.3ｇ）
  - しょうゆ………小さじ⅓（2ｇ）

●じゃが芋と玉ねぎのみそ汁
- じゃが芋（いちょう切り）……
  …………………………20ｇ
- 玉ねぎ（薄切り）……………10ｇ
- だし………………¾カップ（150ｍℓ）
- みそ……………大さじ½強（10ｇ）
- ごはん……………………200ｇ

昼

●天ぷらそば
- 生そば……………………120ｇ
- なす…………………………40ｇ
- まいたけ……………………20ｇ
- 生しいたけ………大1枚（15ｇ）
- ししとうがらし……2本（6ｇ）

- 衣
  - 小麦粉………大さじ1⅔（15ｇ）
  - 卵………………………………7ｇ
  - 冷水…………大さじ1強（18ｍℓ）
- 揚げ油………………………適量
- つけつゆ
  - めんつゆ（3倍にうすめるタイプ）…………大さじ2（36ｇ）
  - 水……………大さじ4（60ｍℓ）
- 薬味
  - ねぎの小口切り…………10ｇ
  - 練りわさび………………少量

●天ぷらの衣の割合

小麦粉	卵1個＋水
1カップ（110ｇ）	1カップ（200ｍℓ）
（ 1	： 1 ）

＊野菜は濃いめ、魚介はうすめにする。

夕

●ハンバーグ
- 合いびき肉…………………80ｇ
- 玉ねぎ………………………20ｇ
- 油………………小さじ¼（1ｇ）
- パン粉…………大さじ3弱（8ｇ）
- 牛乳……………大さじ1（15ｍℓ）
- 卵………………………………8ｇ
- 塩………………ミニ½弱（0.5ｇ）
- こしょう・ナツメグ……各少量
- 油………………小さじ1¼（5ｇ）
- ソース
  - トマトケチャップ
    …………………小さじ1（5ｇ）
  - ウスターソース
    ……………小さじ1弱（5ｇ）

- にんじん……………………30ｇ
- 水……………小さじ1⅓（20ｍℓ）
- 砂糖……………小さじ⅔（2ｇ）
- 塩………………………少量（0.1ｇ）
- バター…………小さじ¼（1ｇ）
- ブロッコリー・カリフラワー…
  ……………………………各20ｇ

●二色浸し
- 白菜…………………………20ｇ
- ほうれん草…………………50ｇ
- しょうゆ………小さじ½（3ｇ）
- だし……………小さじ½（2.5ｍℓ）
- 削りガツオ…………………少量
- ごはん……………………200ｇ
- 柿……………………………80ｇ

●ほうじ茶

間

●大学芋
- さつま芋……………………80ｇ
- 揚げ油………………………適量
- 砂糖……………大さじ1（8ｇ）
- しょうゆ………小さじ½（3ｇ）
- 黒いりごま…………………少量

●煎茶

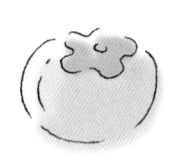

間
大学芋
煎茶

二色浸し
① 白菜は葉のままゆで、ほうれん草はゆでて水にとり、水けを絞る。
② すだれに白菜を置き、ほうれん草を芯にして巻き、3～4㎝長さに切る。
③ 器に盛り、だしで割ったしょうゆをかけ、削りガツオをのせる。

大学芋
① さつま芋は大きさをそろえて乱切りにし、水にさらして水けをふく。
② 揚げ油を180度に熱し、さつま芋を入れ、黄金色に色づいて竹串がすっと通るまで揚げる。
③ 小なべに砂糖としょうゆを入れて弱火にかけ、煮立って全体に泡が立ってきたら揚げたてのさつま芋を入れ、手早く混ぜてからませる。
④ 仕上げにごまをふる。

け、④⑤を添える。

たんぱく質60gの冬の献立

朝食

エリンギのチーズ焼き
ビーンズサラダ
フランスパン
フレッシュジュース

エリンギをアルミホイルで包んで焼いて、あつあつをチーズのこくと塩けで食べます。エリンギはしっかりとした歯ごたえで、きのことは思えないほどの存在感があります。

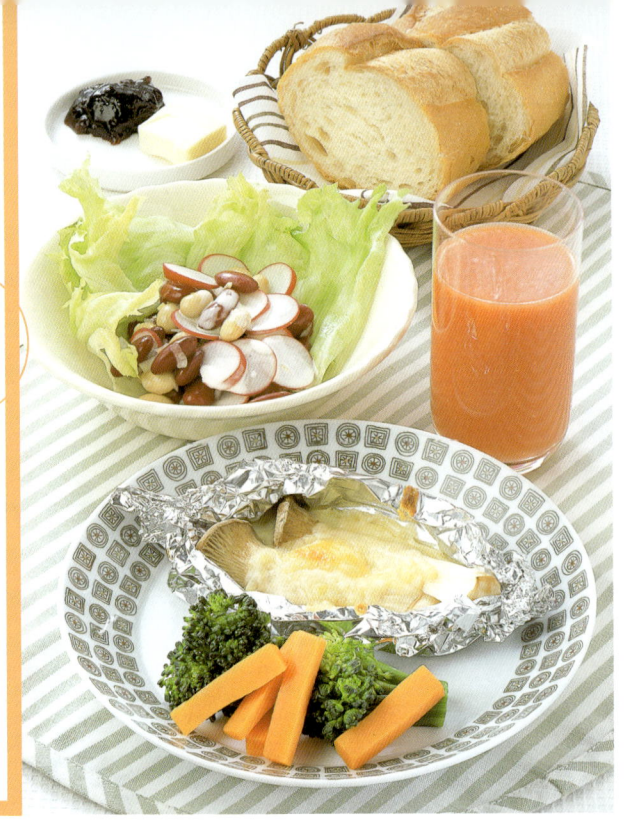

昼食

のり巻き　豚汁　ほうじ茶

具だくさんの汁物は、それぞれの食材のうまみの相乗効果で塩分が少なくてすみます。里芋をさつま芋にかえるとさつま汁、豆腐を入れて油でいため、しょうゆ仕立てにするとけんちん汁になります。

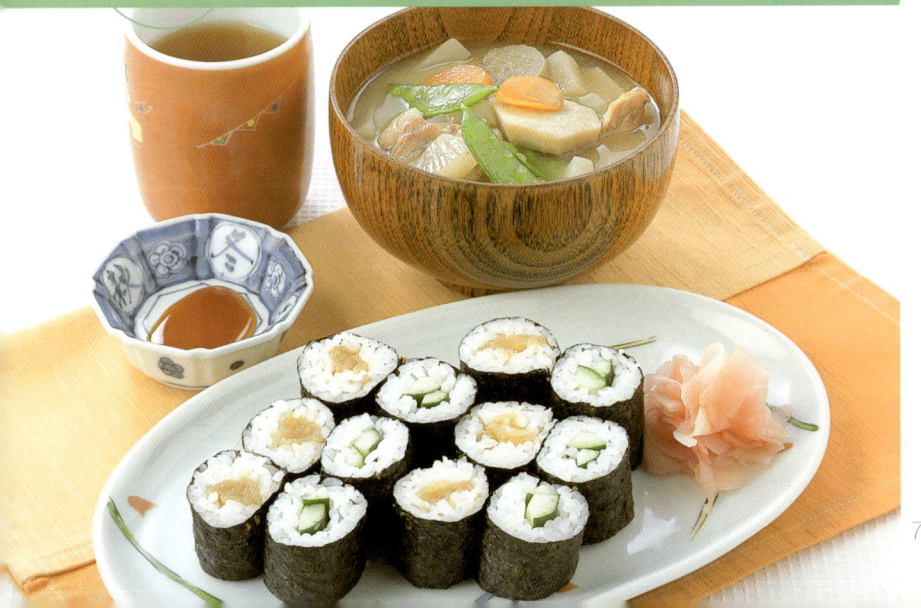

●作り方は72ページ

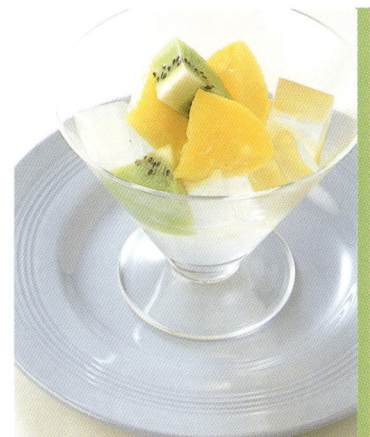

● 四群点数法による点数

	♠	♥	♣	♦	計
朝食	0.4	1.1	0.6	4.1	6.2
昼食	0.0	1.0	0.6	4.9	6.5
間食	0.0	0.0	0.7	0.2	0.9
夕食	1.6	1.9	1.0	5.0	9.5
計	2.0	4.0	2.9	14.2	23.1

カラフルゼリー

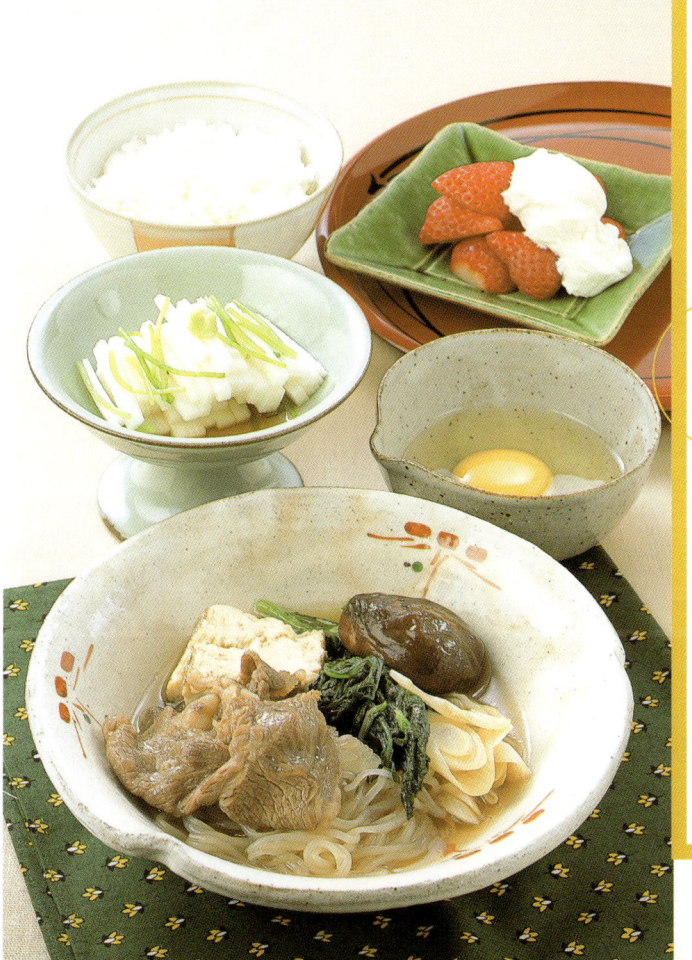

間食

一日献立

夕食

すき焼き風煮物
長芋のわさびあえ
ごはん
いちごの生クリームかけ

みんなで囲むなべ物は、味も濃くなりがちで、ついついおいしい肉に手が出てしまい、分量の管理がむずかしいものです。1人分の分量をしっかりと計って作りましょう。

たんぱく質60gの冬の献立

●70ページ参照

朝

エリンギのチーズ焼き
ビーンズサラダ
フランスパン
フレッシュジュース

エリンギのチーズ焼き

① エリンギは縦に切り、長いときには横にも切る。アルミホイルの上に置き、チーズをのせてトースターで焼く。
② ブロッコリーは小房に分け、にんじんは5cm長さの拍子木に切り、塩（分量外）を加えた湯でゆで、①に添える。

ビーンズサラダ

① 玉ねぎは、みじん切りにして水にさらし、水けを絞る。ラディッシュは薄い輪切りにする。
② 器にレタスをちぎって敷き、豆類と①を盛り、ドレッシングをかける。

フレッシュジュース

トマトは湯むきして種をとり、にんじんは皮をむき、レモン汁とともにミキサーにかけてこす。

昼

のり巻き
豚汁
ほうじ茶

のり巻き

① 炊きたてごはんに合わせ酢を混ぜる。
② かんぴょうは塩（分量外）でもみ洗いし、たっぷりの湯で15分ゆでる。湯を捨ててだしを加え、やわらかく煮調味し、煮含める。
③ きゅうりは、縦に細く切る。
④ のりを半分に切り、巻きすに横長に置き、すしめしを半分ずつ広げ、1本はかんぴょうを芯に、もう1本はわさびを塗ってきゅうりを芯に巻く。
⑤ 食べやすく切って皿に盛り、甘酢しょうがとしょうゆを添える。
＊巻くときには、のりの向こう側を1cm残してすしめしを平均に広げ、具をのせて一気に具を包み込むように巻いてしっかり固定し、そのままころがす。

豚汁

① 豚肉は小さめに切り、里芋は1cm厚さに切る。大根はいちょう切り、にんじん、ごぼうは輪切り、こんにゃくはじん、ごぼうは輪切り、こんにゃくは色紙切りにする。ごぼうは水にさらし、こんにゃくはゆでる。
② さやえんどうは、さっとゆでて斜めに切る。
③ だしにさやえんどう以外の材料を入れてコトコトと煮る。やわらかくなったら、みそをとき入れてひと煮し、わんに盛ってさやえんどうを入れる。

夕

すき焼き風煮物
長芋のわさびあえ
ごはん
いちごの生クリームかけ

すき焼き風煮物

① 牛肉は一口大に切り、豆腐はやっこ

●材料（1人分）

朝

●エリンギのチーズ焼き
- エリンギ‥‥‥‥‥‥ 1本（30ｇ）
- ピザ用チーズ‥‥‥‥‥ 10ｇ
- ブロッコリー‥‥‥‥‥ 20ｇ
- にんじん‥‥‥‥‥‥‥ 10ｇ

＊エリンギは生しいたけ、しめじ、ゆでたカリフラワー、グリーンアスパラガス、じゃ芋などでもよい。

●ビーンズサラダ
- ゆで赤いんげん豆・ゆで大豆‥‥ 各30ｇ
- 玉ねぎ・ラディッシュ‥ 各10ｇ
- ドレッシング
  - マヨネーズ‥‥ 小さじ2（8ｇ）
  - 酢‥‥‥‥‥ 小さじ1（5ｇ）
  - 塩‥‥‥‥‥ ミニ⅙（0.2ｇ）
  - こしょう‥‥‥‥‥ 少量
- レタス‥‥‥‥‥‥‥‥ 15ｇ

●フランスパン‥‥‥‥‥ 60ｇ
- バター‥‥‥‥ 小さじ2½（10ｇ）
- ブルーベリージャム‥‥‥‥‥‥‥‥ 小さじ2強（15ｇ）

●フレッシュジュース
- トマト‥‥‥‥‥‥‥‥ 80ｇ
- にんじん‥‥‥‥‥‥‥ 10ｇ
- レモン汁‥‥‥‥ 小さじ2（10㎖）

昼

●のり巻き
- ごはん‥‥‥‥‥‥‥‥ 200ｇ
- 合わせ酢
  - 酢‥‥‥‥‥ 大さじ1（15ｇ）
  - 砂糖‥‥‥‥ 小さじ1（3ｇ）
  - 塩‥‥‥‥‥ ミニ½（0.6ｇ）
- かんぴょう‥‥‥‥‥‥ 乾3ｇ
  - だし‥‥‥‥ 大さじ1⅓（20㎖）
  - 砂糖‥‥‥‥ 小さじ⅔（2ｇ）
  - しょうゆ‥‥ 小さじ⅓（2ｇ）
- きゅうり‥‥‥‥‥‥‥ 30ｇ
- 練りわさび‥‥‥‥‥‥ 少量
- のり‥‥‥‥‥‥‥‥‥ 1枚
- 甘酢しょうが‥‥‥‥‥ 10ｇ
- しょうゆ‥‥‥ 小さじ1弱（5ｇ）

＊のりが足りなければ、¼枚ずつ手前側に少し重ねて足してもよい。

●豚汁
- 豚薄切り肉‥‥‥‥‥‥ 30ｇ
- 里芋‥‥‥‥‥‥‥‥‥ 30ｇ
- 大根‥‥‥‥‥‥‥‥‥ 20ｇ
- にんじん‥‥‥‥‥‥‥ 10ｇ
- ごぼう‥‥‥‥‥‥‥‥ 5ｇ
- こんにゃく‥‥‥‥‥‥ 10ｇ
- さやえんどう‥‥‥‥‥ 5ｇ
- だし‥‥‥‥‥‥ 1カップ（200㎖）
- みそ‥‥‥‥‥ 大さじ½強（10ｇ）

●ほうじ茶

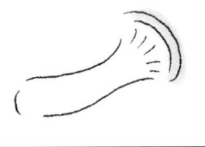

夕

●すき焼き風煮物
- 牛肩薄切り肉‥‥‥‥‥ 50ｇ
- 焼き豆腐‥‥‥‥‥‥‥ 30ｇ
- ねぎ‥‥‥‥‥‥‥‥‥ 40ｇ
- 生しいたけ‥‥‥‥‥‥ 10ｇ
- しらたき‥‥‥‥‥‥‥ 30ｇ
- 春菊‥‥‥‥‥‥‥‥‥ 15ｇ
- こんぶだし‥‥ 大さじ2（30㎖）
- 砂糖‥‥‥‥ 大さじ½（4.5ｇ）
- しょうゆ・みりん‥‥‥‥‥‥ 各大さじ½（各9ｇ）
- 卵‥‥‥‥‥‥‥‥ 1個（55ｇ）

●長芋のわさびあえ
- 長芋‥‥‥‥‥‥‥‥‥ 50ｇ
- 糸三つ葉の茎‥‥‥‥‥ 5ｇ
- a
  - 酢‥‥‥‥‥ 小さじ1（5ｇ）
  - うす口しょうゆ‥ 小さじ½（3ｇ）
  - 練りわさび‥‥‥‥‥‥ 少量

●ごはん‥‥‥‥‥‥‥‥ 200ｇ

●いちごの生クリームかけ
- いちご‥‥‥‥‥‥‥‥ 70ｇ
- 生クリーム‥‥ 小さじ2（10ｇ）
- 砂糖‥‥‥‥‥ 小さじ1（3ｇ）

間

●カラフルゼリー
- 粉かんてん‥‥‥‥‥‥ 0.5ｇ
- 水‥‥‥‥‥‥ ½カップ（100㎖）
- 砂糖‥‥‥‥ 小さじ1⅔（5ｇ）
- キウイフルーツ‥‥‥‥ 20ｇ
- 黄桃（缶詰め）‥‥‥‥ 40ｇ

一日献立の作り方

長芋のわさびあえ

① 長芋は4㎝長さのせん切りにする。
② 三つ葉の軸は4㎝長さに切り、さっとゆでる。
③ 長芋と三つ葉を盛り、aをかける。

間　カラフルゼリー

① なべに水を入れ、粉かんてんをふり入れてとかし、ぬらした型に流して冷蔵庫で冷やしかためる。
② ゼリーを1㎝角に切り、キウイと黄桃も同じくらいの大きさに切る。
③ 器にゼリーとくだものを盛る。

（すき焼き風煮物）
に切り、ねぎは斜め切りにする。しらたきはゆでて食べやすく切る。
② 春菊は葉をつみとる。
③ なべにだしと調味料を煮立て、①と生しいたけを入れ、アクをとりながら煮る。
④ 最後に春菊を入れ、さっと煮て器に盛り、とき卵をつけて食べる。

たんぱく質50gの春の献立

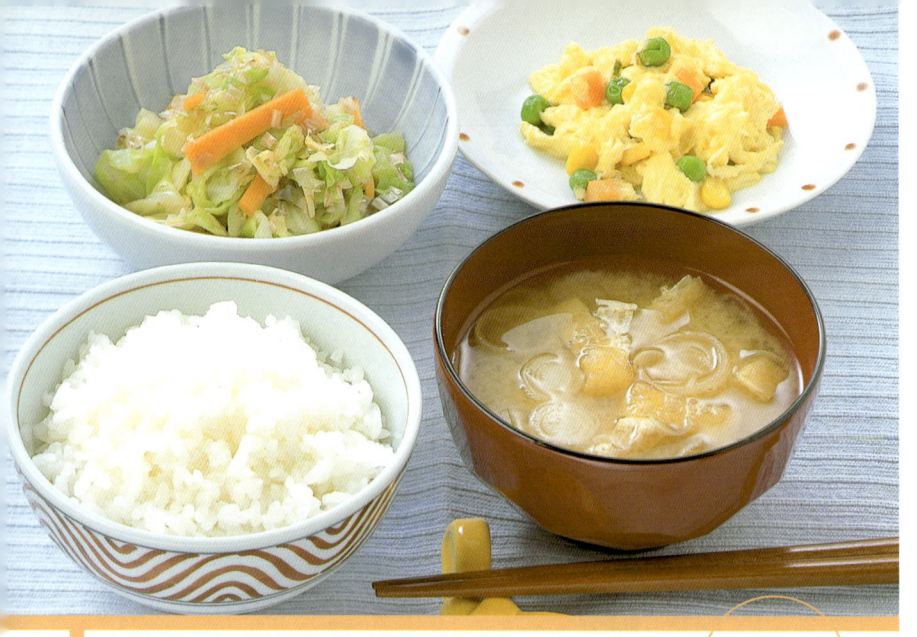

朝食
いり卵　キャベツの土佐酢あえ　油揚げとねぎのみそ汁　ごはん

土佐あえはその名のとおり、土佐名物カツオ節を使うことが特徴です。酢としょうゆだけのシンプルな味つけで、朝食に助かる手間いらずの一品です。

昼食
野菜とジャムのサンドイッチ　ポテトフライ　カフェオレ

パンには意外にたんぱく質、塩分が多く含まれています。そこでサンドイッチの中身は野菜だけにしました。牛乳もコーヒーで割ってカフェオレにし、たんぱく質をおさえています。

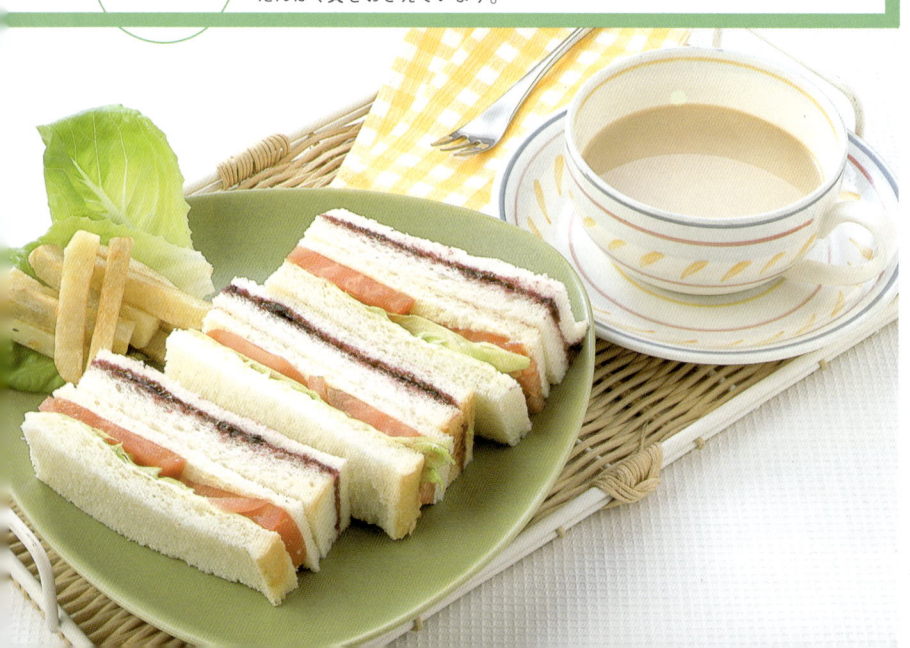

●作り方は76ページ

一日献立

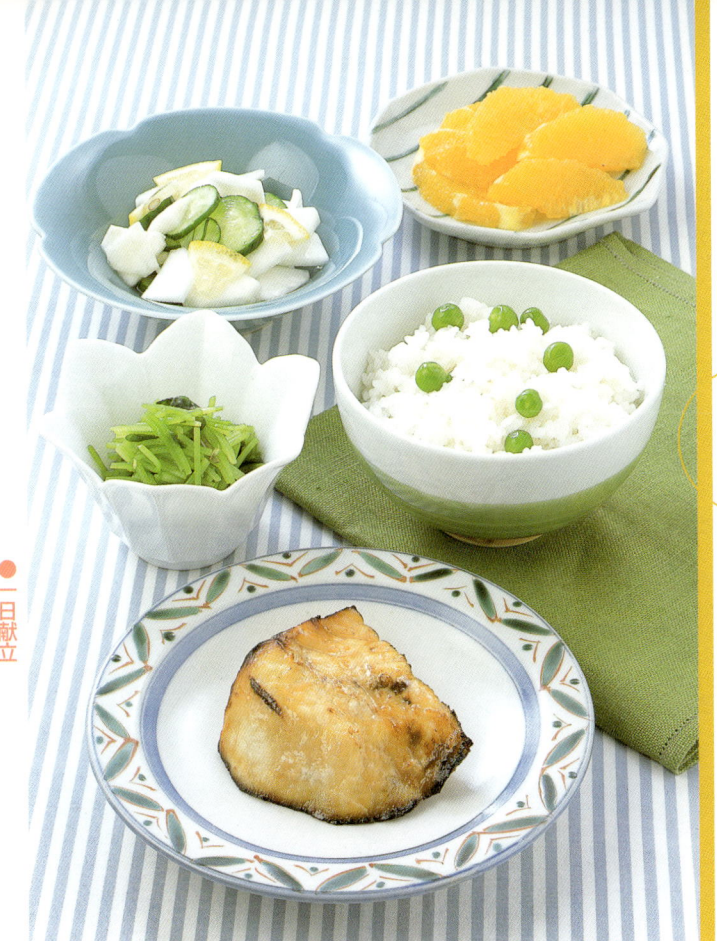

夕食

カジキの照り焼き
かぶのサラダ
三つ葉の
わさびじょうゆあえ
ピースごはん
オレンジ

緑と白のコントラストがさ
わやかな春らしいメニュー
です。グリーンピースは色
よくゆででごはんに混ぜま
しょう。ピリッとわさびを
きかした三つ葉がメニュー
全体を引き締めます。

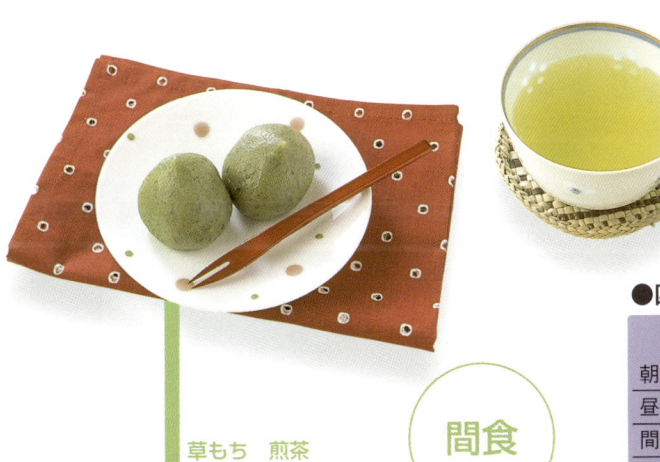

間食　草もち　煎茶

●四群点数法による点数

	♠	♥	♣	♦	計
朝食	1.0	0.2	0.4	5.1	6.7
昼食	0.3	0.0	0.6	5.7	6.6
間食	0.0	0.0	0.0	2.6	2.6
夕食	0.0	0.9	0.9	4.9	6.7
計	1.3	1.1	1.9	18.3	22.6

たんぱく質50gの春の献立

朝

いり卵
キャベツの土佐酢あえ
油揚げとねぎのみそ汁
ごはん

いり卵
① 卵はほぐし、ゆでたミックスベジタブルを混ぜ、塩、こしょうを混ぜる。
② 油を熱して①を入れ、手早く大きくかき混ぜ、ふんわりとかたまってきたら火を止め、すぐに器に盛る。

キャベツの土佐酢あえ
① キャベツ、にんじんは4cm長さの短冊に切り、ゆでて水けを軽く絞る。
② aに削りガツオを混ぜ、キャベツとにんじんをあえる。

油揚げとねぎのみそ汁
① 油揚げは熱湯をかけて油抜きし、短冊に切る。ねぎは小口切りにする。
② だしで油揚げとねぎを煮、みそをとき入れてひと煮立ちさせる。

昼

野菜とジャムのサンドイッチ
ポテトフライ
カフェオレ

野菜とジャムのサンドイッチ
① トマトは輪切りにし、レタスは一口大にちぎる。
② パンは耳を切り落とし、2枚にバターを塗る。その1枚にトマトとレタスを置き、上にのせるパンにマヨネーズを塗ってはさみ、もう一組にはジャムを塗ってはさむ。
③ ラップなどで包んで落ち着かせ、食べやすく切る。

ポテトフライ
① じゃが芋は拍子木に切って水にさらし、ゆでる。
② 揚げ油を170度に熱し、じゃが芋を入れて揚げ、熱いうちに塩をふる。
③ 皿にサラダ菜を敷き、揚げたじゃが芋を盛る。

夕

カジキの照り焼き
かぶのサラダ
三つ葉のわさびじょうゆあえ
ピースごはん　オレンジ

カジキの照り焼き
① カジキは合わせた調味料に10分くらいつける。残ったつけ汁は煮詰め、たれを作る。
② 魚の汁けをきり、熱したグリルか焼き網で焼く。
③ 途中、魚の表面が乾いたら、はけでたれを塗り、照りよく焼き上げる。

かぶのサラダ
① かぶはいちょう切り、きゅうりは小口切りにし、塩を混ぜてしんなりしたら水けを絞る。レモンはいちょう切りにする。
② ドレッシングの材料を混ぜ合わせ、

●74ページ参照

●材料（1人分）

朝

●いり卵
- 卵‥‥‥‥‥‥‥‥ 1個(55 g)
- ミックスベジタブル(冷凍)‥‥‥
  ‥‥‥‥‥‥‥‥‥‥‥ 15 g
- 塩‥‥‥‥‥‥ ミニ⅙(0.2 g)
- こしょう‥‥‥‥‥‥‥ 少量
- 油‥‥‥‥‥‥‥ 小さじ1¼(5 g)

●キャベツの土佐酢あえ
- キャベツ‥‥‥‥‥ 大1枚(60 g)
- にんじん‥‥‥‥‥‥‥‥ 5 g
- a
  - 酢‥‥‥‥‥‥ 小さじ½(2.5 g)
  - しょうゆ‥‥ 小さじ1弱(5 g)
  - だし‥‥‥‥ 小さじ½(2.5 mℓ)
- 削りガツオ‥‥‥‥‥‥‥ 少量

●油揚げとねぎのみそ汁
- 油揚げ‥‥‥‥‥‥‥‥‥ 5 g
- ねぎ‥‥‥‥‥‥‥‥‥ 20 g
- だし‥‥‥‥‥‥‥ ¾カップ(150 mℓ)
- みそ‥‥‥‥‥ 大さじ½強(10 g)
●ごはん‥‥‥‥‥‥‥‥ 200 g

昼

●野菜とジャムの
  サンドイッチ
- 食パン(サンドイッチ用)‥‥
  ‥‥‥‥ 4枚(耳を除いて80 g)
- バター‥‥‥‥‥‥ 小さじ2(8 g)
- トマト‥‥‥‥‥‥‥‥ 50 g
- レタス‥‥‥‥‥‥‥‥ 10 g
- マヨネーズ‥‥ 大さじ1強(15 g)
- ブルーベリージャム‥‥‥‥
  ‥‥‥‥‥‥‥ 小さじ2強(15 g)

*ジャムはいちごジャム、マーマレードなど好みのものを。

●ポテトフライ
- じゃが芋‥‥‥‥‥‥‥‥ 50 g
- 揚げ油‥‥‥‥‥‥‥‥ 適量
- 塩‥‥‥‥‥‥ ミニ¼(0.3 g)
- サラダ菜‥‥‥‥ 小2〜3枚(10 g)

●カフェオレ
- 牛乳‥‥‥‥‥‥‥‥ 40 mℓ
- コーヒー‥‥‥‥‥‥‥ 80 mℓ

夕

●カジキの照り焼き
- カジキ‥‥‥‥‥‥‥‥ 50 g
- しょうゆ・みりん‥‥‥‥
  ‥‥‥‥‥‥ 各小さじ½(各3 g)
- 酒‥‥‥‥‥‥ 小さじ½強(3 g)

●かぶのサラダ
- かぶ‥‥‥‥‥‥‥‥‥ 60 g
- きゅうり‥‥‥‥‥‥‥ 10 g
- 塩‥‥‥‥‥‥ ミニ½(0.6 g)
- レモンの輪切り‥‥‥ 1枚(5 g)
- ドレッシング
  - 酢‥‥‥‥‥ 小さじ½強(3 g)
  - 油‥‥‥‥‥‥ 大さじ½(6 g)
  - 塩‥‥‥‥‥ ミニ⅙(0.2 g)

●三つ葉の
  わさびじょうゆあえ
- 三つ葉‥‥‥‥‥‥‥‥ 30 g
- しょうゆ‥‥‥‥ 小さじ⅓(2 g)
- 練りわさび‥‥‥‥‥‥ 少量

●ピースごはん
- 米‥‥‥‥‥‥‥‥‥‥ 90 g
- 水‥‥‥‥‥‥‥‥‥ 130 mℓ
- 酒‥‥‥‥‥‥‥ 小さじ1(5 g)
- 塩‥‥‥‥‥‥ ミニ1弱(1 g)
- グリーンピース‥‥‥‥‥ 10 g
●オレンジ‥‥‥‥‥‥‥ 75 g

間

●草もち‥‥‥‥ 小2個(90 g)
●煎茶

三つ葉のわさびじょうゆあえ

① 三つ葉はさっとゆで、水にとって軽く絞り、4 cm長さに切る。
② しょうゆにわさびを混ぜ、三つ葉をあえて器に盛る。

ピースごはん

① 米は水に30分〜1時間つけておき、炊く直前に酒、塩を入れて炊く。
② グリーンピースは色よくゆでておき、炊き上がったごはんに混ぜる。

ピースごはん炊き方いろいろ

グリーンピースを米に初めから加えて炊くと、鮮やかな緑色は落ちるが、豆のうま味を味わうことができる。「豆の色と味の両方を生かしたい場合には、めんどうでも、豆のゆで汁を捨てないで、米に加えて炊くとよい。

*グリーンピースは皮がかたくなりやすいので、さやつきを選ぶようにしたほうがよい。

たんぱく質50gの夏の献立

朝食

ピザトースト
レタスサラダ
パイナップル
アイスティー

たんぱく質制限の程度に合わせ、サラミやチーズの量を調節します。また、昼食や夕食にたんぱく質が多いメニューにしたいときは、ピザソースを塗って具は野菜だけに。

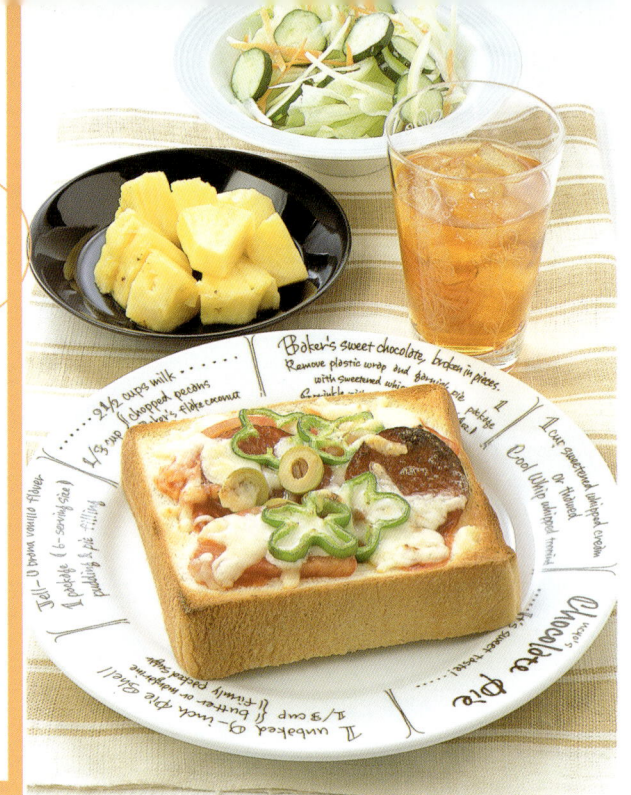

夕食

鶏チップのから揚げ
大根とベーコンのカリカリサラダ
とうがんのカレースープ煮
ごはん

骨つき肉は少ない肉でも、見た目にボリュームがあり、満足感を与えます。減塩対策に気分を変えて、市販のから揚げ粉やカイエンペッパーなど、いろいろな香辛料を使ってみましょう。

● 四群点数法による点数

	♠	♥	♣	♦	計
朝食	1.1	0.6	1.0	4.5	7.2
昼食	0.3	0.2	1.1	4.9	6.5
夕食	0.0	1.6	0.3	5.3	7.2
計	1.4	2.4	2.4	14.7	20.9

● 作り方は80ページ

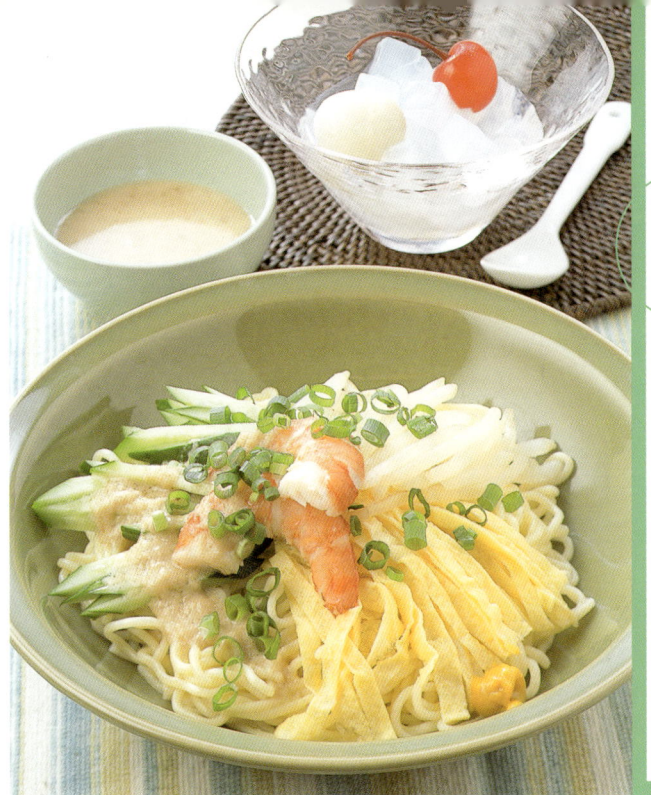

昼食

冷やし中華
ナタデココ

冷やし中華は1品で栄養のバランスはパーフェクトです。エネルギーアップにはめんを増やし、たんぱく質量のコントロールには、エビ、卵、鶏肉などの具の分量を増減します。

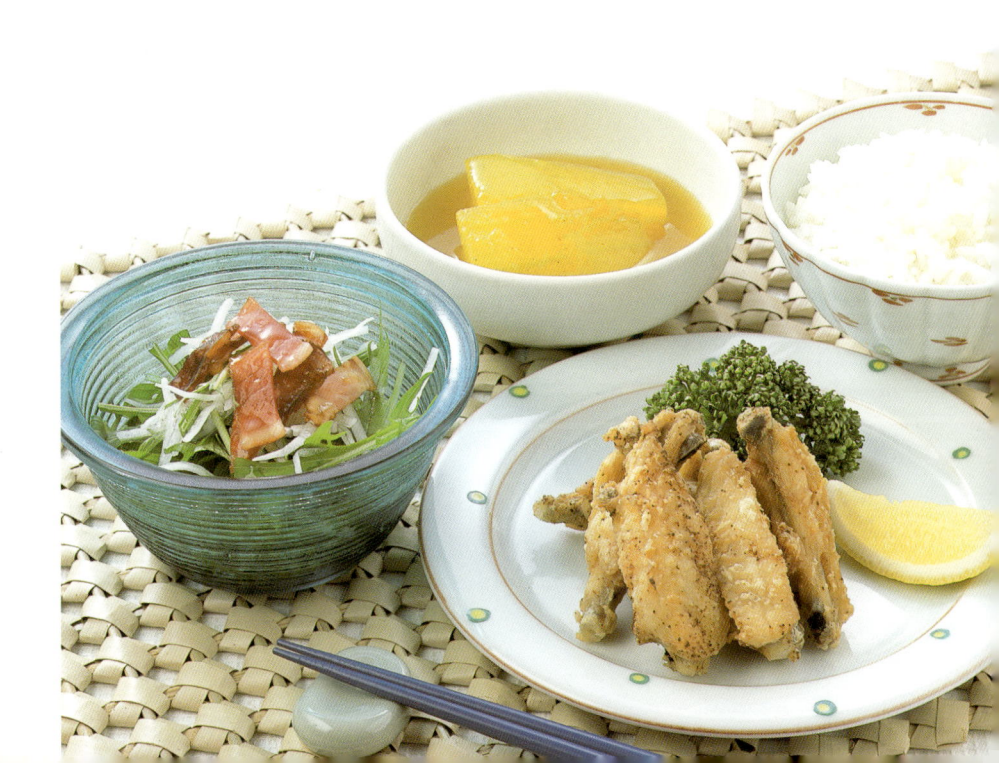

一日献立

たんぱく質50gの夏の献立

朝

- ピザトースト
- レタスサラダ
- パイナップル
- アイスティー

ピザトースト

①サラミは薄切りにし、トマトは半月切りにする。ピーマン、オリーブは輪切りにする。
②食パンは少しトーストしてからバターを塗り、ケチャップを敷いてサラミ、トマト、ピーマン、オリーブをのせ、チーズを散らして、オーブントースターでチーズがとけるまで焼く。

レタスサラダ

①レタスは一口大にちぎり、きゅうりは輪切り、にんじん、玉ねぎはせん切りにし、水に放してパリッとさせて水けをきる。
②ドレッシングの材料を合わせ、①の野菜をあえる。

昼

- 冷やし中華
- ナタデココ

冷やし中華

①エビは背わたをとり、ゆでて殻をむき、縦にそぎ切る。
②卵はといて塩を混ぜ、油を引いたフライパンに流して薄く焼き、せん切りにする。
③もやしは根をとり除き、さっとゆでてさます。きゅうりは斜め薄切りにしてからせん切りにし、ねぎは小口切りにする。
④めんはたっぷりの沸騰湯でゆでて水にとって洗い、水けをきって皿に盛る。
⑤めんに①～③を飾り、混ぜ合わせたたれと練りがらしを添える。

ナタデココ

ナタデココを器に盛り、皮をむいたライチをのせ、シロップをかけてさくらんぼを飾る。

ナタデココ豆知識

ナタデココはスペイン語で「ココヤシの浮遊物」という意味で、原産地はフィリピン。ココナッツの果汁を発酵させてできるゼリー状のもので、角切りにしてシロップ漬けにしたものが市販されている。イカの刺し身のような独特な食感が特徴でデザートとして人気がある。水溶性の食物繊維が豊富で、便通をよくし、コレステロールを排出する働きがあるのも魅力。

夕

- 鶏チップのから揚げ
- 大根とベーコンのカリカリサラダ
- とうがんのカレースープ煮
- ごはん

鶏チップのから揚げ

①鶏手羽先はaをまぶし、小麦粉をつ

●78ページ参照

80

●材料（1人分）

朝

●ピザトースト
- 食パン(4枚切り)… 1枚(90g)
- バター………… 小さじ1(4g)
- トマトケチャップ
  ………………… 大さじ½強(8g)
- サラミソーセージ …… 15g
- トマト………………… 20g
- ピーマン……………… 10g
- スタッフドオリーブ … 10g
- ピザ用チーズ………… 20g

●レタスサラダ
- レタス………………… 20g
- きゅうり……………… 30g
- にんじん……………… 5g
- 玉ねぎ………………… 10g
- ドレッシング
  - 酢…………… 小さじ1(5g)
  - 油…………… 小さじ1(4g)
  - 塩………… ミニ¼(0.3g)
  - こしょう……………… 少量
  - レモン汁…… 小さじ1(5mℓ)

●パイナップル………… 80g

●アイスティー
- 紅茶の葉……………… 2g
- 熱湯………………… 120mℓ
- 砂糖………… 大さじ1強(10g)
- 氷……………………… 適量

昼

●冷やし中華
- 生中華めん………… 150g
- エビ………………… 1尾(15g)
- 卵…………………… ¼個(14g)
- 塩…………………… 少量
- 油…………………… 少量
- もやし……………… 30g
- きゅうり…………… 25g
- 小ねぎ……………… 5g
- たれ
  - 酢………… 大さじ1(15g)
  - うす口しょうゆ
    …………… 大さじ½(9g)
  - 砂糖……… 小さじ1(3g)
  - 練りごま… 大さじ1(15g)
  - ごま油…… 小さじ½(2g)
  - 水………… 大さじ3(45mℓ)
  - 中国風顆粒ブイヨン…
    …………… 小さじ½弱(1g)
- 練りがらし…………… 少量

●ナタデココ
- ナタデココ(缶詰め)… 100g
- 生ライチ…………… 1個(15g)
- さくらんぼ(缶詰め)
  …………………… 1個(8g)
- シロップ(市販品)…… 50mℓ

夕

●鶏チップのから揚げ
- 鶏手羽先
  ……… 50g(骨つきで90g)
- a
  - 塩……… ミニ½弱(0.5g)
  - こしょう・チリパウダー…
    ……………………… 各少量
- 小麦粉………………… 適量
- 揚げ油………………… 適量
- レモンのくし形切り
  ……………………… 1切れ(10g)
- パセリ………………… 少量

**●大根とベーコンの
カリカリサラダ**
- 大根…………………… 30g
- 水菜…………………… 10g
- ベーコン……………… 5g
- a
  - 酢…………… 小さじ1(5g)
  - 油…………… 小さじ¼(1g)
  - うす口しょうゆ
    …………… 小さじ⅓(2g)
  - ゆずこしょう………… 少量

●とうがんのカレースープ煮
- とうがん……………… 80g
- 水……………… ¾カップ(150mℓ)
- 固形ブイヨン… ⅙個(0.8g)
- 塩………… ミニ¼(0.3g)
- カレー粉……………… 少量
- かたくり粉… 小さじ½(1.5g)
- 水…………… 小さじ1(5mℓ)

●ごはん……………… 200g

大根とベーコンのカリカリサラダ

① 大根はかつらむきにし、繊維と直角にせん切りにし、水菜は3cm長さに切り、水に放してパリッとさせ、水けをきる。
② ベーコンは1cm幅に切ってフライパンに入れて弱火にかけ、カリカリにためる。
③ ベーコンから出た油をaに加えてドレッシングを作る。
④ 大根と水菜をドレッシングであえて器に盛り、ベーコンを散らす。

鶏チップのから揚げ

（① 省略）
② 揚げ油を170度に熱し、手羽先を入れ、4分くらいかけて揚げる。
③ 器に盛り、レモンとパセリを添える。

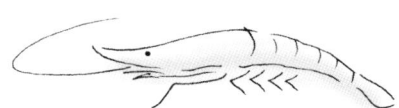

とうがんのカレースープ煮

① とうがんは4cm角くらいに切り、皮をむいて、10分くらいゆでる。
② 水と固形ブイヨン、塩、カレー粉を入れ、とうがんがやわらかくなるまで15分くらい煮る。
③ 最後に水どきかたくり粉を加えてとろみをつける。

たんぱく質50gの秋の献立

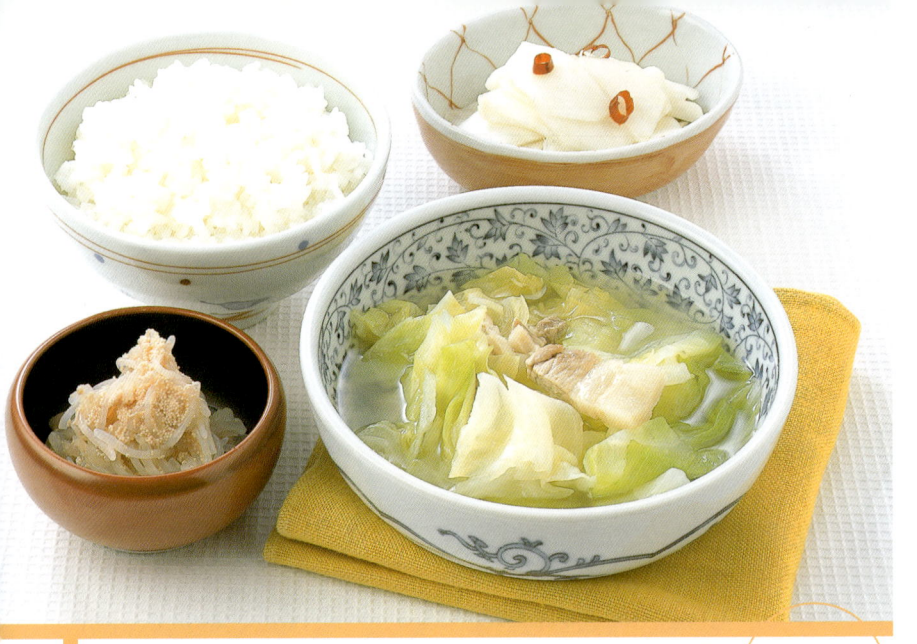

朝食
キャベツと豚バラ肉のスープ　かぶのあちゃら漬け　しらたきのまさごあえ　ごはん

まさごあえは、舌で感じるわりにはさほど多くない塩分量なので、ちょっぴりうれしい気分になれます。作りおくと、もう1品足りないときに、他の家族のお酒のおつまみにと重宝します。

昼食
マーボー豆腐　きゅうりとザーサイのあえ物　ごはん　ウーロン茶

ザーサイはピリッと辛いめりはりのきいた味と歯ごたえが特徴です。油っぽい料理と意外に相性がよく、さっぱりと食べられます。食欲減退気味のときにもごはんが進むでしょう。

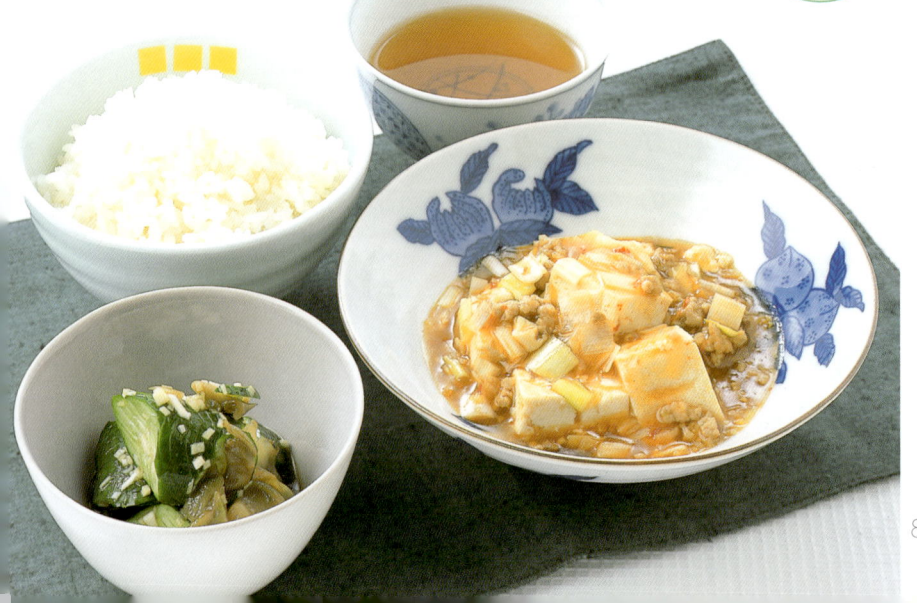

●作り方は84ページ

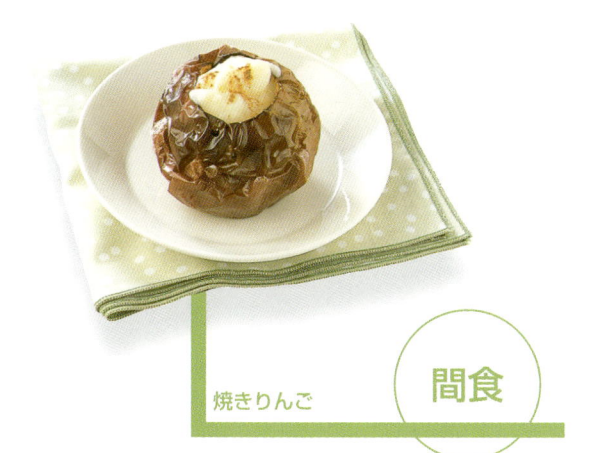

●四群点数法による点数

	♠	♥	♣	♦	計
朝食	0.0	0.9	0.4	4.4	5.7
昼食	0.0	1.1	0.2	5.5	6.8
間食	0.4	0.0	1.0	2.0	3.4
夕食	1.2	1.1	1.2	6.0	9.5
計	1.6	3.1	2.8	17.9	25.4

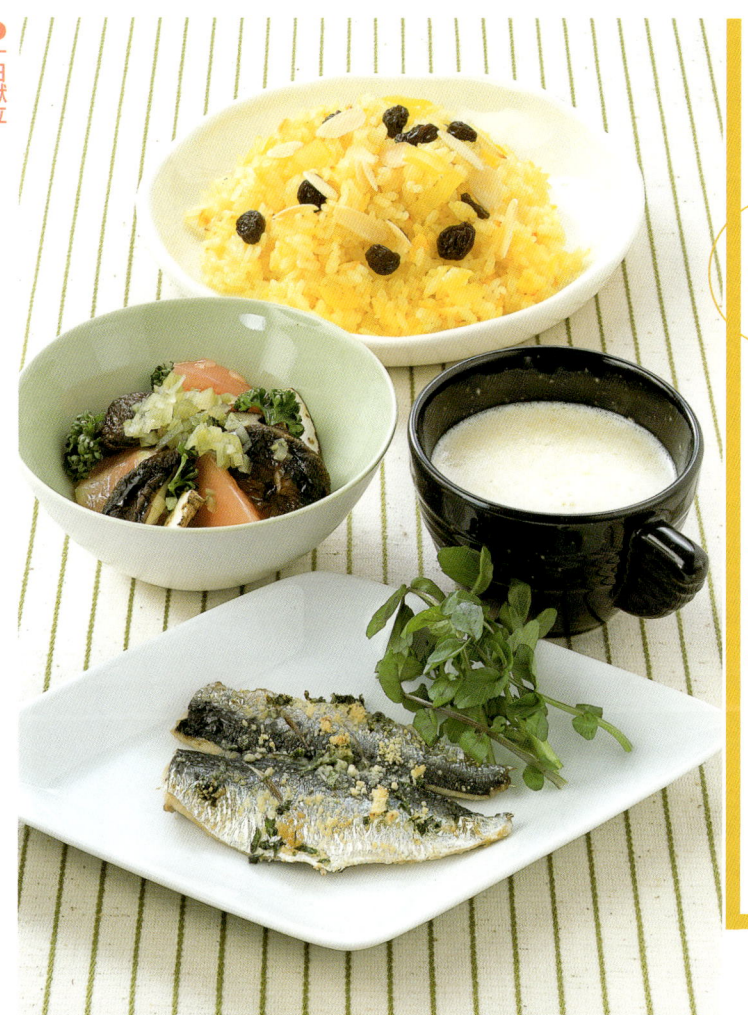

焼きりんご

間食

●一日献立

夕食

イワシのバジル焼き
トマトと生しいたけの
サラダ
コーンポタージュ
サフランライス

ごはんを炊くときにサフランを入れるだけで、色鮮やかなサフランライスができ上がります。魚介、玉ねぎ、ピーマンなどをいためていっしょに炊くとパエリアになります。

たんぱく質50gの秋の献立

朝
キャベツと豚バラ肉のスープ
かぶのあちゃら漬け
しらたきのまさごあえ
ごはん

キャベツと豚バラ肉のスープ
①キャベツはざく切りにし、豚バラ肉は細く切る。
②aを煮立て、肉を入れてアクを除き、キャベツを入れてやわらかくなるまで煮、しょうゆ、こしょうで調味する。

かぶのあちゃら漬け
①かぶは皮をむいていちょう切りにし、塩をし、しんなりしたら水けを絞る。
②aに漬け、味がなじむまでおく。

しらたきのまさごあえ
①しらたきはゆでて3cm長さに切り、だしと調味料を加えて煮る。
②タラコは焼いてほぐし、①をあえる。
＊好みで刻みのりをふる。

昼
マーボー豆腐
きゅうりとザーサイのあえ物
ごはん　ウーロン茶

マーボー豆腐
①豆腐は2cm角に切り、ざるにあげて水けをきる。aを合わせておく。
②油を熱して薬味をいため、香りが出たら肉を入れ、aを加えて混ぜる。
③豆腐を入れてさっくりと混ぜ合わせ、煮立ったら火を弱め、約2分煮る。
④最後に水どきかたくり粉を加えてとろみをつけ、ごま油を混ぜる。

きゅうりとザーサイのあえ物
①きゅうりは両側にはしを置いて斜めに切れ目を入れ、裏返して同様に切る（蛇腹切り）。3％の塩水（分量外）につけ、しんなりしたら絞り、2〜3cm長さに切る。
②ザーサイは薄く切り、水に30分つけて塩を抜き、①と合わせてaであえる。
③①②をドレッシングであえ、器に盛ってちぎったパセリを散らす。

夕
イワシのバジル焼き
トマトと生しいたけのサラダ
コーンポタージュ
サフランライス

イワシのバジル焼き
①イワシは皮目に切れ目を入れておく。
②イワシにオリーブ油をふってaをかけ、オーブントースターで焼く。
③器に盛ってクレソンを添える。

トマトと生しいたけのサラダ
①トマトはくし形切りにする。
②しいたけは素焼きにしてそぎ切りにする。軸も縦に切って焼く。
③①②をドレッシングであえ、器に盛ってちぎったパセリを散らす。

コーンポタージュ
①バターを熱し、玉ねぎを色づかないようにいため、小麦粉を入れて軽くい

●82ページ参照

●材料（1人分）

朝

●キャベツと豚バラ肉のスープ
- キャベツ……………………… 80g
- 豚バラ薄切り肉……………… 15g
- a ┌水……………………1ｶｯﾌﾟ(200mℓ)
    └固形ブイヨン………………… 0.5g
- うす口しょうゆ……小さじ1/3（2g）
- こしょう………………………… 少量

●かぶのあちゃら漬け
- かぶ…………………………… 50g
- 塩………………… ミニ1/3（0.4g）
- a ┌酢…………………… 小さじ1（5g）
    │砂糖………………… 小さじ1（3g）
    │塩…………………ミニ1/2（0.6g）
    └赤とうがらしの輪切り…… 1/4本分

●しらたきのまさごあえ
- しらたき……………………… 30g
- だし………………… 大さじ1（15mℓ）
- 酒………………… 小さじ1/2弱（2g）
- うす口しょうゆ…小さじ1/6（1g）
- タラコ………………………… 10g

●ごはん………………………… 200g

昼

●マーボー豆腐
- もめん豆腐………………1/4丁（80g）
- 豚ひき肉……………………… 15g
- 薬味 ┌ねぎのみじん切り……… 5g
      └にんにく・しょうがのみじん
        切り……………………各少量
- 油…………………… 小さじ1（4g）
- a ┌豆板醤………… 小さじ1/4（1.5g）
    │オイスターソース…小さじ1/2（3g）
    │しょうゆ……… 小さじ1/2（3g）
    │砂糖………………小さじ1（3g）
    │酒…………………小さじ1（5g）
    │水………………… 大さじ2（30mℓ）
    └中国風顆粒ブイヨン……… 1g
- かたくり粉……… 小さじ1/3（1g）
- 水………………小さじ2/3（約3mℓ）
- ごま油……………小さじ1/4（1g）

●きゅうりとザーサイのあえ物
- きゅうり……………………… 40g
- ザーサイ……………………… 10g
- a ┌ねぎのみじん切り………… 10g
    │にんにくのみじん切り… 少量
    │酢………………小さじ1/2強（3g）
    │しょうゆ……… 小さじ1/6（1g）
    │砂糖………………小さじ1（3g）
    │ごま油…………小さじ1/4（1g）
    └ラー油…………………… 少量

●ごはん………………………… 200g

●ウーロン茶

夕

●イワシのバジル焼き
- イワシ（三枚におろす）…… 40g
- a ┌バジルとにんにくとパセリの
    │ みじん切り…………… 各少量
    └粉チーズ…………大さじ1/2（3g）
- オリーブ油……… 小さじ1（4g）
- クレソン………………………… 5g
- ＊バジルは乾燥バジルでもよい。

●トマトと生しいたけのサラダ
- トマト………………………… 50g
- 生しいたけ……………… 3枚（30g）
- ドレッシング ┌玉ねぎのみじん切り（水にさ
               │ らす）……………………… 10g
               │きゅうりのピクルスのみじん
               │ 切り………………………… 10g
               │酢………………… 小さじ1（5g）
               │白ワイン……小さじ1/2強（3g）
               └塩……………… ミニ1/4（0.3g）
- パセリ………………………… 少量

●コーンポタージュ
- クリームコーン（缶詰め）…… 30g
- 玉ねぎのみじん切り………… 10g
- バター…………… 小さじ1（4g）
- 小麦粉…………小さじ1 1/3（4g）
- 牛乳……………… 3/5ｶｯﾌﾟ（120mℓ）
- a ┌水………………… 1/2ｶｯﾌﾟ（100mℓ）
    └固形ブイヨン………… 1/4個（1g）

●サフランライス
- 米（洗ってざるにあげ30分おく）… 90g
- サフラン………………………… 0.1g
- 水……………… 3/5ｶｯﾌﾟ（120mℓ）
- 玉ねぎのみじん切り………… 30g
- バター………… 小さじ1 1/4（5g）
- 固形ブイヨン…………… 1/4個（1g）
- レーズン………………………… 10g
- スライスアーモンド…………… 5g

間

●焼きりんご
- りんご………………… 小1個（150g）
- 砂糖・バター………………各10g
- クリームカスタード ┌牛乳……30mℓ 卵黄……5g
                    │コーンスターチ…小さじ1（3g）
                    │砂糖……… 大さじ1強（10g）
                    │バニラエッセンス……… 少量
                    └シナモン……………… 少量

サフランライス

① 水を煮立てサフランを入れて煮出す。
② 玉ねぎはバターでいためる。
③ 米に①と②と固形ブイヨンを加えて普通に炊く。
④ 炊き上がったら、湯につけてもどしたレーズンとアーモンドを散らす。

間 焼きりんご

●焼きりんご

① りんごは芯を抜き、砂糖とバターを練り合わせて入れ、耐熱皿にのせて天板に置き、1cmの高さまで水を入れ、160度のオーブンで、30～40分焼く。
② カスタードクリームの材料をよく混ぜて湯せんにかけ、とろみがついたら、さましてエッセンスを入れる。
③ 焼き上がったりんごの芯にクリームを詰め、シナモンをふる。

コーンポタージュ

…ため、牛乳を少しずつ入れてのばす。
② コーンとaを加え、10分煮てこす。

一日献立の作り方

たんぱく質50gの冬の献立

朝食

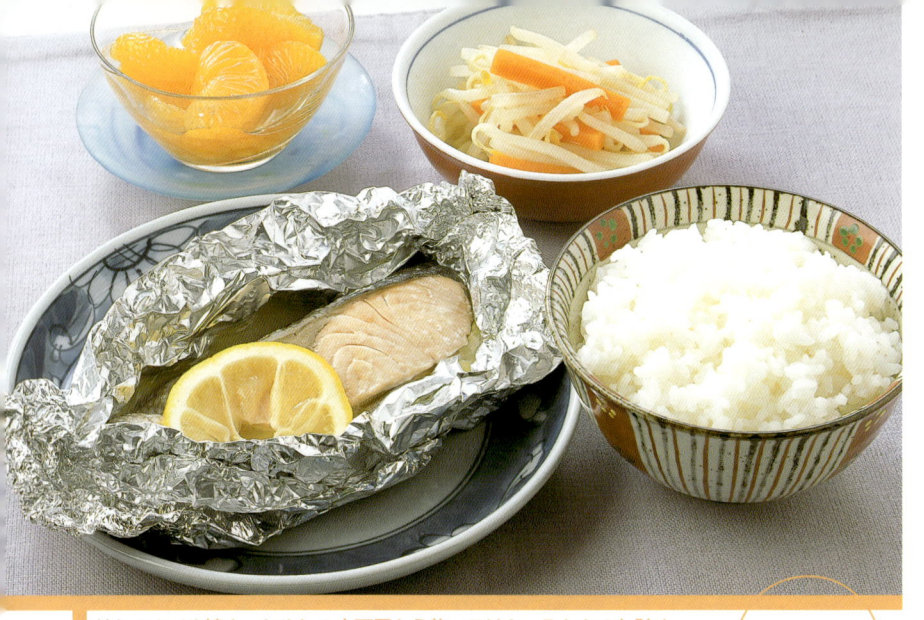

サケのホイル焼き　もやしの中国風あえ物　ごはん　みかんの缶詰め

ホイル焼きは前日に包んでおいて朝は焼くだけ、あっという間に充実したメニューがととのいます。もやしのあえ物も色が変わらないので前もって作っておけます。

昼食

もち3種
白菜とにんじんの酢の物
ほうじ茶

おもちは焼くだけで簡単、お正月だけの食べ物ではなくなりました。納豆と、でんぷん消化酵素入りのおろし大根をからませて食べます。さっぱりとした白菜の二杯酢を添えて。

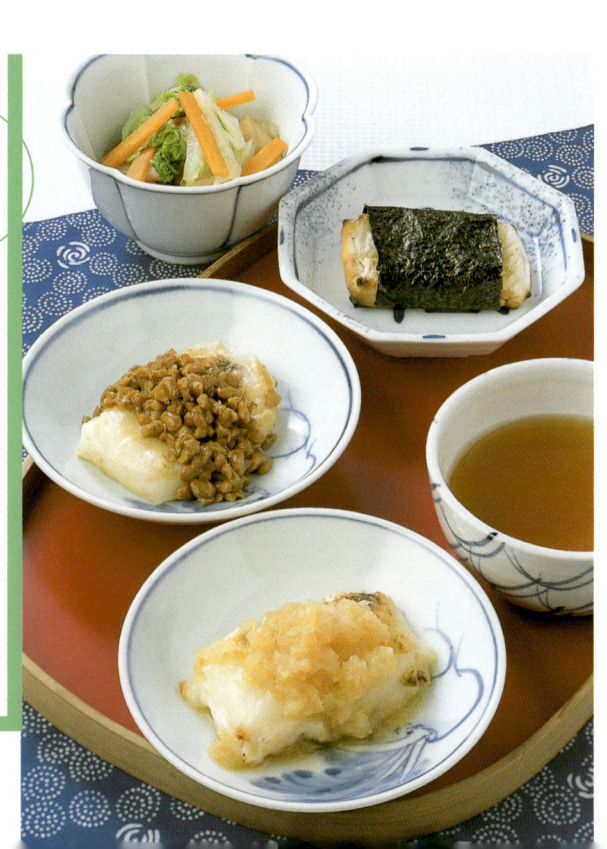

●作り方は88ページ

一日献立

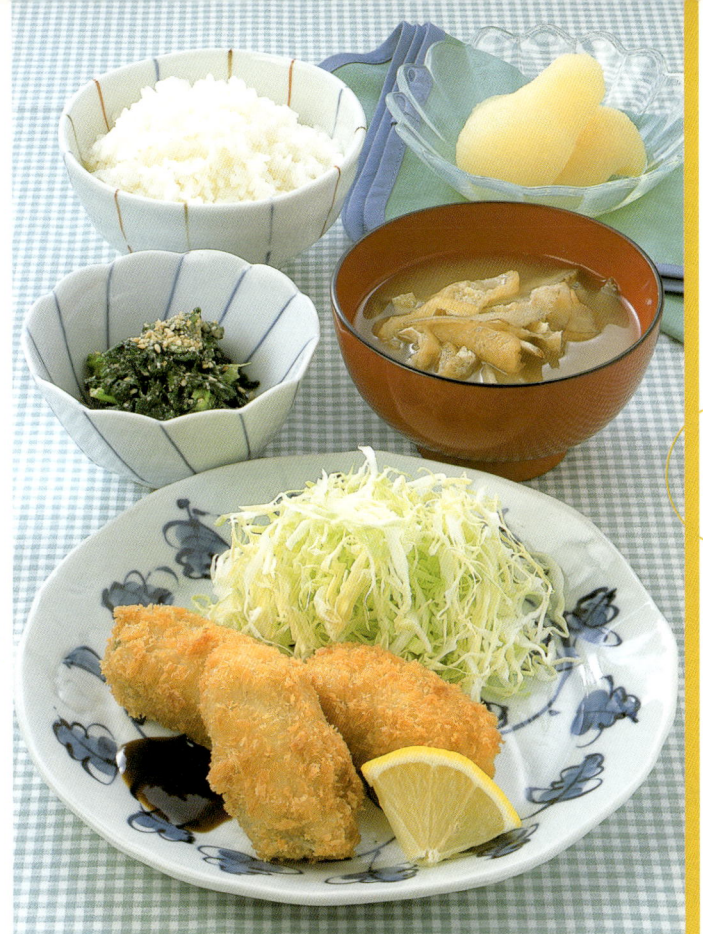

夕食

カキフライ
春菊のごまあえ
ごぼうと油揚げのみそ汁
ごはん
洋梨の缶詰め

カキは消化もよく、良質のたんぱく質や鉄分などをたっぷり含む優秀食材です。フライに定番の添え物、生のせん切りキャベツは、カリウムの制限がある人は、1日1回くらいまでにしましょう。

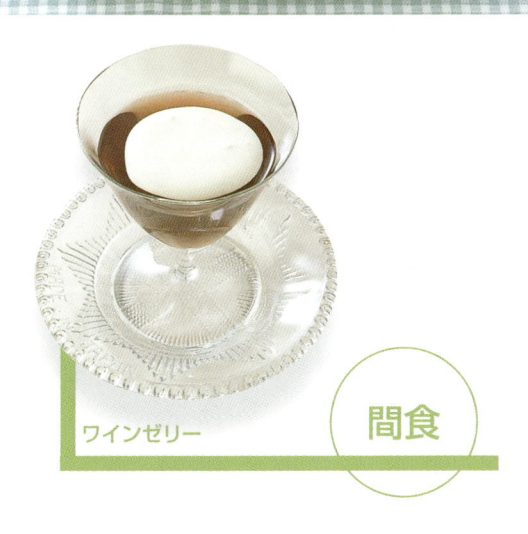

間食

ワインゼリー

● 四群点数法による点数

	♠	♥	♣	♦	計
朝食	0.0	0.8	0.9	5.1	6.8
昼食	0.0	0.5	0.3	3.7	4.5
間食	0.5	0.2	0.0	1.2	1.9
夕食	0.1	0.8	1.5	7.3	9.7
計	0.6	2.3	2.7	17.3	22.9

たんぱく質50gの冬の献立

●86ページ参照

朝

サケのホイル焼き
もやしの中国風あえ物
ごはん
みかんの缶詰め

サケのホイル焼き

①サケは塩をふり、10分くらいおいて下味をつける。
②アルミホイルに①のサケをのせ、ワインをふり、バター、レモンをのせて包む。
③あらかじめ温めておいたオーブントースターに入れ、魚に火が通るまで15分くらい焼く。

もやしの中国風あえ物

①もやしは根を除き、ゆでてざるにあげ、さます。
②にんじんはせん切りにし、ゆでてざるにあげ、さましておく。
③調味料を混ぜ合わせ、水けをきったもやしとにんじんをあえる。

昼

もち3種
白菜とにんじんの酢の物
ほうじ茶

もち3種

①大根はおろし、軽く水けをきってしょうゆを混ぜる。
②納豆は刻んでしょうゆを加え、よく混ぜ合わせておく。
③もちは両面をこんがりと焼き、熱いうちに、1枚はしょうゆをつけてのりで巻く。残りのもちは熱湯をくぐらせ、1枚はおろし大根、もう1枚は納豆をかける。

白菜とにんじんの酢の物

①白菜の葉の部分はざく切りにし、軸の部分とにんじんは拍子切りにし、ゆでてざるにあげ、さましておく。
②酢としょうゆを混ぜ、白菜とにんじんをあえる。

夕

カキフライ
春菊のごまあえ
ごぼうと油揚げのみそ汁
ごはん　洋梨の缶詰め

カキフライ

①カキは塩水（分量外）の中でふり洗いし、水けをきる。
②カキに小麦粉をまぶし、とき卵をくぐらせ、パン粉をつける。180度に熱した揚げ油で3分くらいきつね色にカラリと揚げる。
③キャベツはせん切りにし、水にさらし、水けをよくきる。
④カキとキャベツを器に盛り、ソースとレモンを添える。

春菊のごまあえ

①春菊はゆでて水にとって水けを絞り、4cm長さに切る。
②すりごまに砂糖、しょうゆを混ぜ、春菊をあえる。

● 材料（1人分）

朝

●サケのホイル焼き
- サケ･････････小1切れ(50g)
- 塩･･･････････ミニ¼(0.3g)
- 白ワイン･････小さじ1(5g)
- バター･･･････小さじ1¼(5g)
- レモンの輪切り･････大1枚(10g)

●もやしの中国風あえ物
- もやし･･･････････････60g
- にんじん･････････････10g
- 酢･････････小さじ½強(3g)
- 油･････････小さじ¾(3g)
- しょうゆ･･･小さじ½(3g)

●ごはん･･･････････････200g
●みかんの缶詰め（缶汁を除く）
　･････････････････････90g

昼

●もち3種
- もち･････小3切れ(120g)
- 大根･････････････50g
- しょうゆ･･･小さじ1弱(5g)
- 納豆･････････････20g
- しょうゆ･･･小さじ½(3g)
- しょうゆ･･･小さじ⅓(2g)
- のり･････････････¼枚

●白菜とにんじんの酢の物
- 白菜･･････････････60g
- にんじん･･････････10g
- 酢･････････小さじ½強(3g)
- しょうゆ･･･小さじ½(3g)

●ほうじ茶

夕

●カキフライ
- カキ･･････････････80g
- 小麦粉・とき卵・パン粉･･････各適量
- 揚げ油･･････････適量
- キャベツ･････････30g
- 中濃ソース･･･小さじ1⅓(8g)
- レモンのいちょう切り･････1切れ(3g)

●春菊のごまあえ
- 春菊･･････････････70g
- すりごま･･･大さじ½(3g)
- 砂糖･･･････小さじ1(3g)
- しょうゆ･･･小さじ1弱(5g)

●ごぼうと油揚げのみそ汁
- ごぼう････････････20g
- 油揚げ･･･････････5g
- だし･････¾カップ(150mℓ)
- みそ･･･････大さじ½強(10g)

●ごはん･････････････200g
●洋梨の缶詰め（缶汁を除く）
　･････････････････････90g

間

●ワインゼリー
- ゼラチン･･･小さじ1⅓(4g)
- 水･･･････小さじ1⅓(20mℓ)
- 水･･･････････⅖カップ(80mℓ)
- 砂糖･･･････大さじ2強(20g)
- 赤ワイン･･･小さじ2(10g)
- レモン汁･･･小さじ2(10mℓ)
- 生クリーム･･･小さじ2(10g)
- 砂糖･･･････小さじ1(3g)

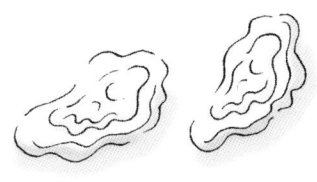

ごぼうと油揚げのみそ汁

① ごぼうはささがきにし、水にさらしてアクを抜く。
② 油揚げは熱湯をかけて油抜きをし、短冊に切る。
③ だしでごぼう、油揚げを煮て、火が通ったら、みそをとき入れてひと煮立ちさせる。

ワインゼリー

① ゼラチンは水にふり入れて湿らせる。
② 水に砂糖を加えて煮立て、火から下ろしてゼラチンを加え、よく混ぜとかす。
③ あら熱がとれたら、ワインとレモン汁を加え、グラスに流して冷蔵庫に入れて冷やしかためる。
④ 生クリームに砂糖を加えて混ぜ、ワインゼリーにかける。

＊型に入れて冷やす場合、型を水でぬらしておくと、型から抜きやすい。

たんぱく質40gの春の献立

朝食

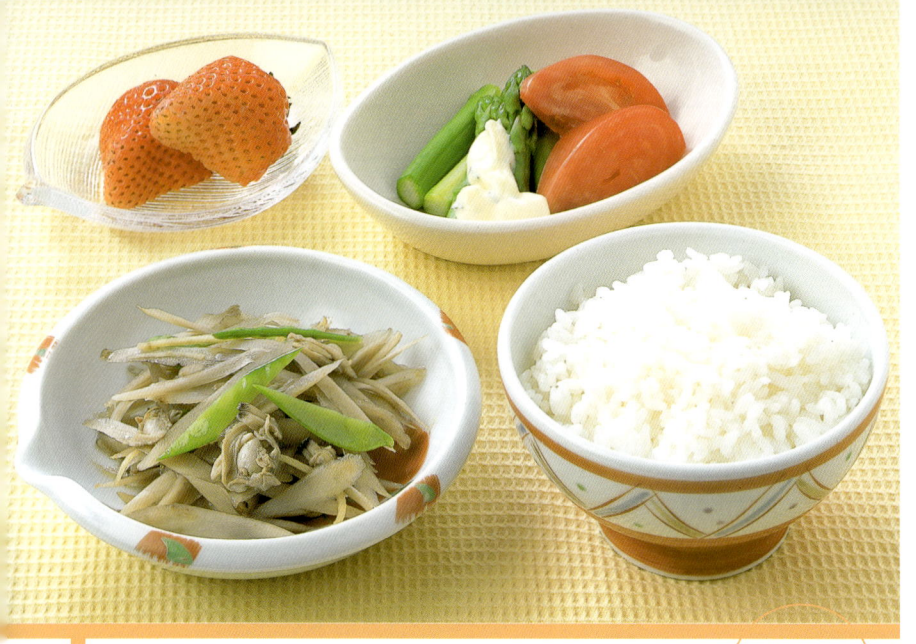

新ごぼうとアサリのしょうが煮　アスパラとトマトのサラダ
ごはん　いちご

やわらかい新ごぼうとしょうがの香りで、うす味でもおいしく食べられます。忙しい朝には缶詰めを使いますが、新鮮な生のアサリを使えば、貝のうまみを存分に味わえます。

夕食

コロッケ
中国風たたききゅうり
青菜ごはん

コロッケは手作りがいちばんですが、手間を省くためには市販のマッシュポテットを使うのも手です。青菜ごはんの油揚げは、からいりしてしょうゆで味つけすると少ない塩分でも塩けを感じます。

●四群点数法による点数

	♠	♥	♣	♦	計
朝食	0.0	0.1	0.7	5.7	6.5
昼食	0.0	1.8	0.7	6.1	8.6
夕食	0.2	2.1	1.1	6.5	9.9
計	0.2	4.0	2.5	18.3	25.0

●作り方は92ページ

●一日献立

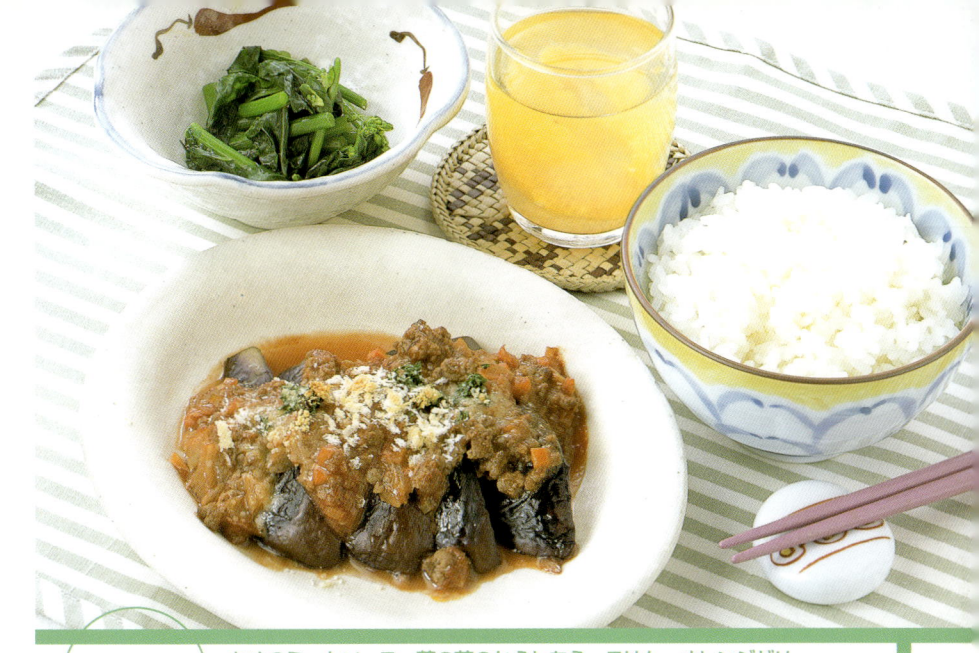

昼食 なすのミートソース 菜の花のからしあえ ごはん オレンジゼリー

ミートソースは多めに作っておくと、スパゲティやパンのおかずなど、さまざまに応用できます。少し残れば、水に固形スープ、セロリなどを加えておいしいスープが即座にでき上がります。

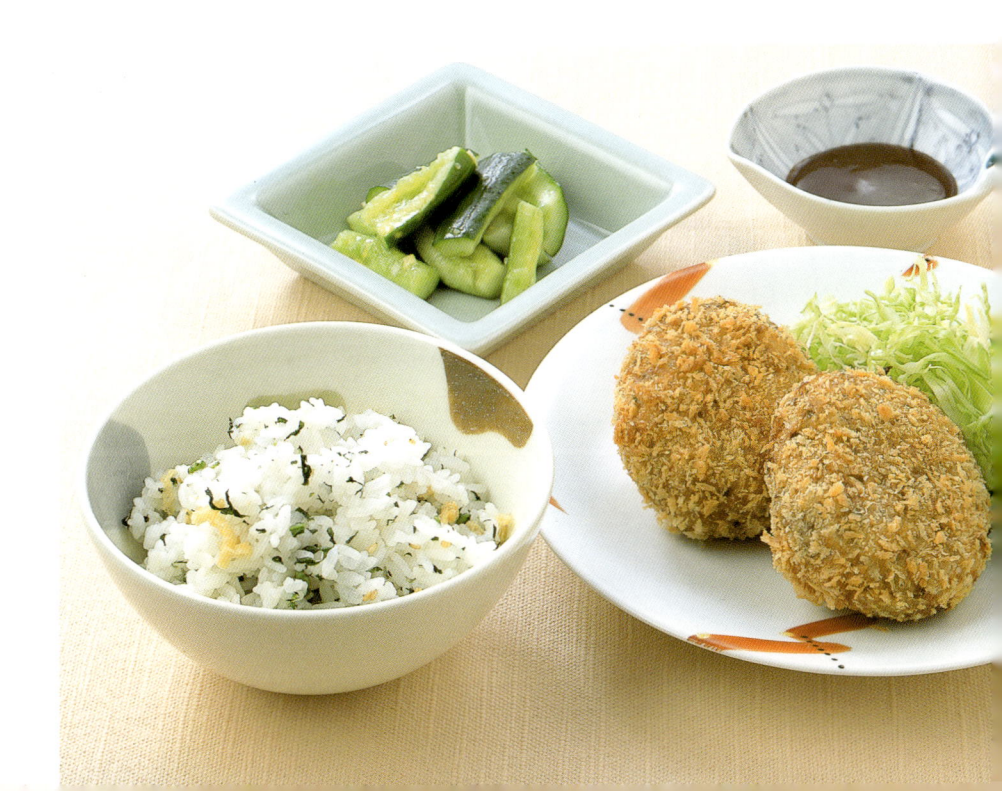

たんぱく質40gの春の献立

●90ページ参照

朝

新ごぼうとアサリのしょうが煮
アスパラとトマトのサラダ
ごはん
いちご

新ごぼうとアサリのしょうが煮

① ごぼうはささがきにし、水にさらしてさっとゆでる。
② さやえんどうは色よくゆでて水にとり、斜めに細く切る。
③ ごぼうとアサリに、水と缶汁、調味料、しょうがを加え、ごぼうがやわらかくなるまで煮含め、さやえんどうを加える。

アスパラとトマトのサラダ

① アスパラガスは根元を2cm切り落とし、かたい部分の皮をむき、食べやすい長さに切ってゆでる。
② トマトはくし形に切にる。
③ 玉ねぎはみじん切りにして、水にさらして絞る。マヨネーズ、ピクルス、

昼

なすのミートソース
菜の花のからしあえ
ごはん
オレンジゼリー

なすのミートソース

① なすは縦に4等分し、水にさらし、焼き網で素焼きにする。
② 玉ねぎ、にんじんはみじん切りにする。
③ バターを熱し、②をしんなりするまでいため、ひき肉を入れていため、肉の色が変わったらワイン、小麦粉を加えて混ぜ、aを加え、10分くらい煮る（ミートソース）。
④ 焼き皿になすを並べ、ミートソースをかけて、パン粉、パセリをふり、オーブントースターでパン粉に焦げ目がつくまで焼く。

菜の花のからしあえ

菜の花は色よくゆでてから水にとり、水けを軽く絞って3～4cm長さに切り、aであえる。

オレンジゼリー

① ゼラチンは水でしとらせておく。
② 水に砂糖を加えて温め、あら熱をとって①のゼラチンをとかしてさます。
③ オレンジは薄皮をむいてグラスに入れ、②を流し入れ、冷やしかためる。

夕

コロッケ
中国風たたききゅうり
青菜ごはん

コロッケ

① じゃが芋は乱切りにし、たっぷりの湯でゆでて湯を捨て、再び火にかけて粉を吹かせ、熱いうちにフォークなどでつぶす。玉ねぎはみじん切りにする。

92

●材料（1人分）

朝

- ●新ごぼうとアサリのしょうが煮
  - 新ごぼう……………… 40g
  - アサリ（缶詰め）………… 10g
  - ┌ 水＋アサリの缶汁………
  - │　　　　　…… 1/4カップ（50mℓ）
  - │ 砂糖………… 小さじ1（3g）
  - │ しょうゆ…… 小さじ2/3（4g）
  - └ しょうがのせん切り……少量
  - さやえんどう………………… 5g
- ●アスパラとトマトのサラダ
  - グリーンアスパラガス…… 30g
  - トマト………………………20g
  - ┌ マヨネーズ
  - │　　　………大さじ1強（15g）
  - │ 玉ねぎのみじん切り……
  - タ│　　　　　　　……………少量
  - ル│ きゅうりのピクルスのみじ
  - タ│ ん切り…………………少量
  - ル│ パセリのみじん切り……少量
  - ソ└
  - ース
- ●ごはん……………………200g
- ●いちご……………………… 45g

昼

- ●なすのミートソース
  - なす………………… 1個（70g）
  - ┌ 牛ひき肉…………………30g
  - │ 玉ねぎ……………………15g
  - │ にんじん…………………… 5g
  - │ バター……… 小さじ1 1/4（5g）
  - │ 赤ワイン…… 小さじ1（5g）
  - │ 小麦粉……… 小さじ1 2/3（5g）
  - ミ│ ┌ ロリエ……………… 1/4枚
  - ー│ │ 水………… 1/4カップ（50mℓ）
  - ト│ │ 固形ブイヨン……… 0.5g
  - ソ a│ トマトケチャップ…
  - ー│ │　　　　……大さじ2（30g）
  - ス│ └ こしょう………………少量
  - └
  - パン粉…………… 大さじ1/2（3g）
  - パセリのみじん切り………少量
- ●菜の花のからしあえ
  - 菜の花……………………… 40g
  - ┌ しょうゆ…… 小さじ1/3（2g）
  - a│ だし………… 小さじ1（5mℓ）
  - └ 練りがらし………………少量
- ●ごはん……………………200g
- ●オレンジゼリー
  - オレンジ……………………40g
  - ┌ ゼラチン…… 小さじ1（3g）
  - └ 水………… 大さじ1（15mℓ）
  - ┌ 水………… 1/2カップ（100mℓ）
  - └ 砂糖………… 大さじ1強（10g）

夕

- ●コロッケ
  - じゃが芋…………………… 80g
  - 合いびき肉………………… 35g
  - 玉ねぎ……………………… 30g
  - 油…………… 小さじ1/4（1g）
  - 塩………………ミニ1/6（0.2g）
  - こしょう……………………少量
  - 小麦粉・とき卵・パン粉
  - 　　　　　　　……………各適量
  - 揚げ油……………………… 適量
  - キャベツ…………………… 25g
  - パセリ………………………少量
  - ソ┌ トマトケチャップ…
  - ー│　　　……大さじ1/2強（8g）
  - ス│ ウスターソース………
  - └　　　　……小さじ1 1/3（8g）
- ●中国風たたききゅうり
  - きゅうり…………………… 50g
  - 塩…………………ミニ1/3（0.4g）
  - ┌ しょうゆ…… 小さじ1/3（2g）
  - │ 砂糖………… 小さじ1/3（1g）
  - a│ ごま油……… 小さじ1/4（1g）
  - │ にんにくのみじん切り……
  - │　　　　　………………少量
  - └ 練りがらし………………少量
- ●青菜ごはん
  - ごはん……………………200g
  - 春菊…………………………10g
  - ┌ 油揚げ……………………… 3g
  - └ しょうゆ…………………少量
  - 白いりごま… 小さじ2/3（2g）

一日献立の作り方

青菜ごはん
① 春菊はゆで、水にとって絞り、5mm幅に刻む。
② 油揚げは熱湯をかけて油抜きをし、せん切りにし、フライパンでからいりし、しょうゆをたらしてからめる。
③ ごはんに①②とごまを混ぜる。

中国風たたききゅうり
① きゅうりは味がしみ込みやすいようにめん棒やあきびんなどでたたき、4cm長さの拍子木に切って塩をまぶす。
② しんなりしたら、水けを絞り、混ぜ合わせたaにつける。

コロッケ
① 油を熱して玉ねぎをいため、しんなりしたらひき肉を加えていため、塩とこしょうで味つけする。
② じゃが芋はゆでて熱いうちにつぶし、塩とこしょうで味つけする。
③ ①と②を混ぜ合わせて2個にまとめ、小麦粉、とき卵、パン粉の順につけ、180度の揚げ油で揚げる。
④ 皿にコロッケを盛り、せん切りにしたキャベツ、パセリを添えて盛り、ソースを添える。

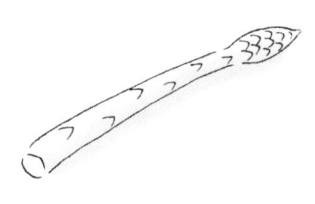

たんぱく質40gの秋の献立

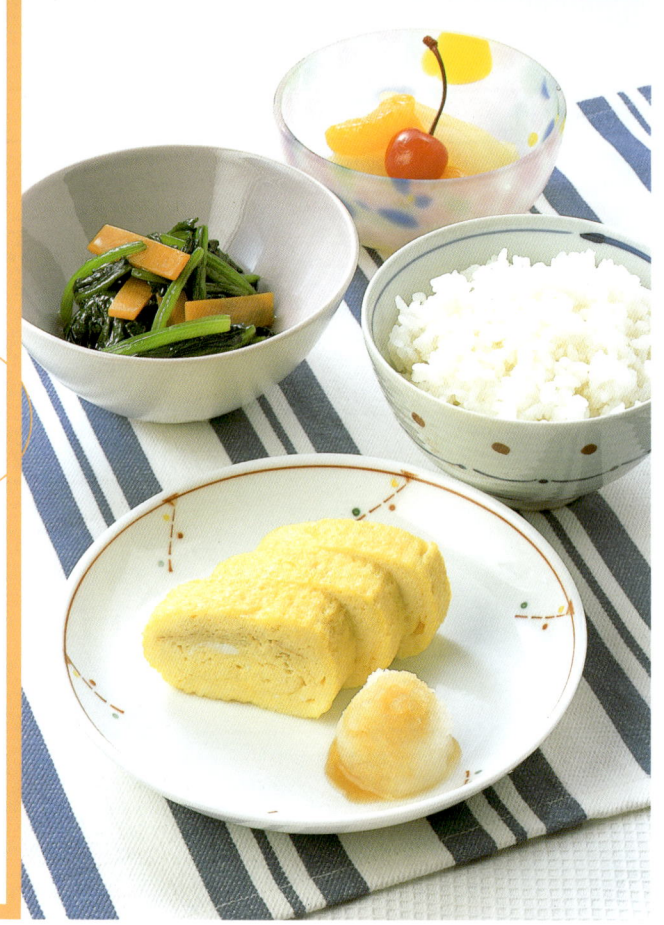

朝食

- 卵焼き
- ほうれん草の和風サラダ
- ごはん
- フルーツミックス缶

卵焼きをメインにした典型的な朝食メニューです。エネルギーを確保するため、副菜を油を使った和風味のサラダにしたところがポイントです。こくがあってうまみ最高！

間食

みたらし団子　ほうじ茶

●作り方は96ページ

●四群点数法による点数

	♠	♥	♣	♦	計
朝食	1.0	0.0	1.0	5.1	7.1
昼食	0.0	0.3	0.3	4.5	5.1
間食	0.0	0.0	0.0	2.4	2.4
夕食	0.0	1.0	0.5	6.8	8.3
計	1.0	1.3	1.8	18.8	22.9

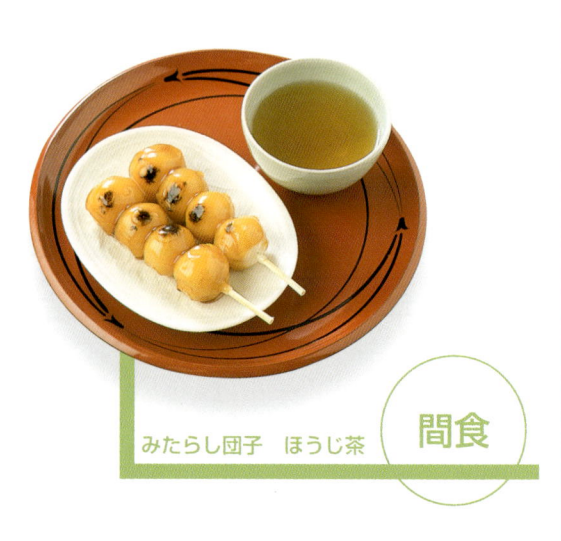

一日献立

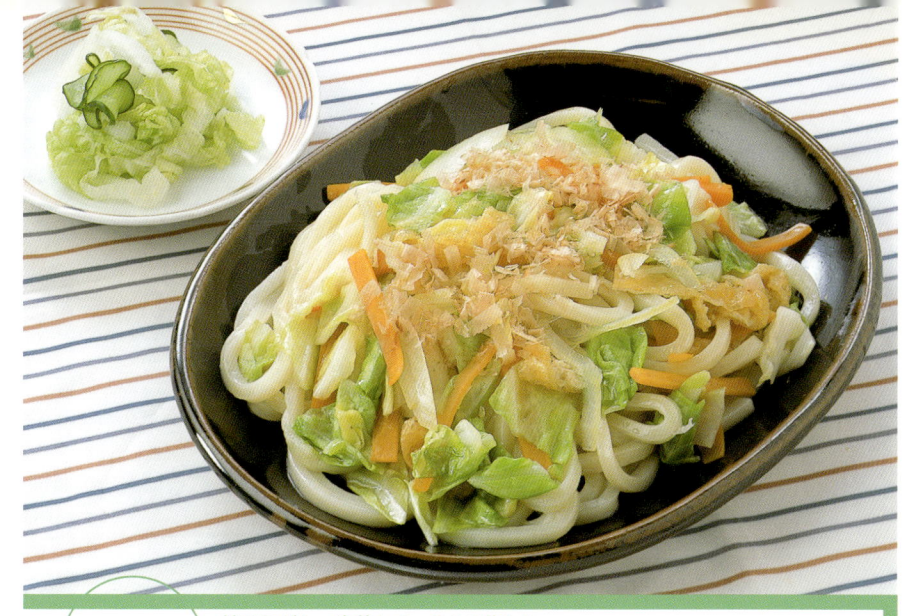

昼食
焼きうどん　白菜ときゅうりの塩もみ

焼きうどんの具は、香り程度に使った油揚げのほかは野菜にしました。カリウムを除くため、キャベツ、にんじんは下ゆでし、玉ねぎは水にさらします。削りガツオをたっぷりかけてどうぞ。

夕食
鶏肉の立田揚げ　きんぴらごぼう　月見風すまし汁　ごはん

汁物をつけると塩分がどうしても増えてしまいます。小さなおわんで、お月見の風情を楽しみましょう。立田揚げに添えたししとうがらしの、真っ青な色と辛味をアクセントに。

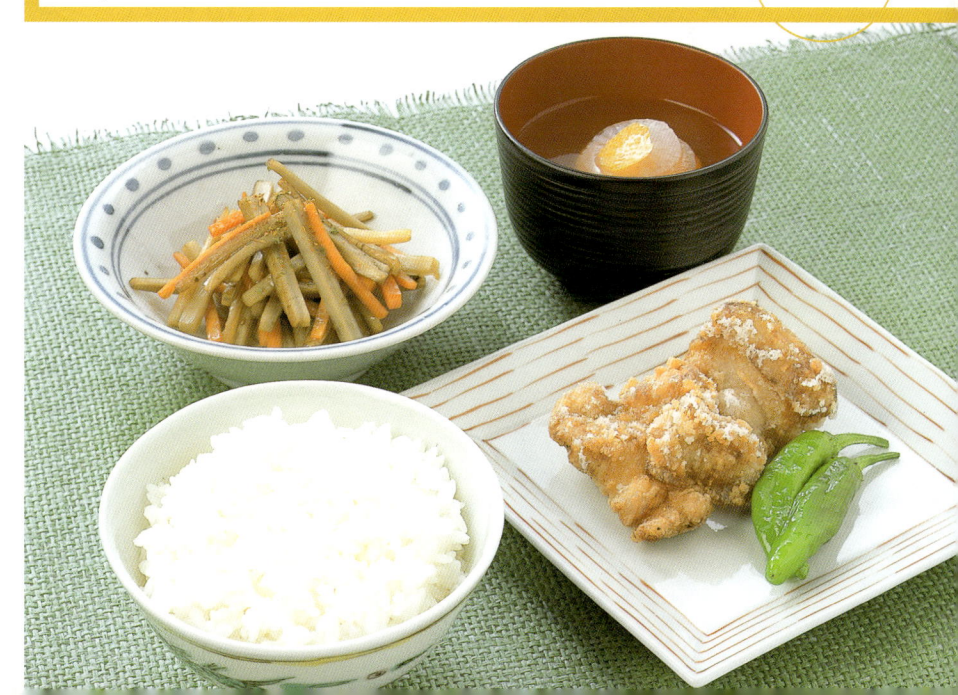

たんぱく質40gの秋の献立

朝
- 卵焼き
- ほうれん草の和風サラダ
- ごはん
- フルーツミックス缶

卵焼き
① 卵は割りほぐし、砂糖を混ぜる。
② 卵焼き器またはフライパンを熱して油を引き、①の卵液を2～3回に分けて流す。半熟状になったら巻き込んで焼き上げ、食べやすく切る。
③ 大根はおろし、軽く水けをきってしょうゆをかけ、卵焼きに添える。
＊卵焼き器を使う場合、卵は3個くらいが適量。

ほうれん草の和風サラダ
① ほうれん草はゆで、水にとって水けを軽く絞り、4cm長さに切る。
② にんじんは短冊切りにし、ゆでてさます。
③ 油としょうゆを混ぜ、①、②をあえる。

昼
- 焼きうどん
- 白菜ときゅうりの塩もみ

焼きうどん
① キャベツは色紙切り、にんじんは細めの短冊に切り、さっとゆでる。
② 玉ねぎは薄切りにし、水でさらして水けをきる。
③ 油揚げは油抜きして短冊に切る。
④ 油を熱し、玉ねぎ、キャベツ、にんじん、油揚げの順にいためる。
⑤ うどんをほぐし入れていため、調味料と水を加えて混ぜ、汁けがなくなったら器に盛り、削りガツオをかける。

白菜ときゅうりの塩もみ
① 白菜は細めの短冊に切り、きゅうりは輪切りにする。
② 塩を加えてもみ、よくなじんだら水けを絞る。

夕
- 鶏肉の立田揚げ
- きんぴらごぼう
- 月見風すまし汁
- ごはん

●94ページ参照

鶏肉の立田揚げ
① 鶏肉は一口大のそぎ切りにし、調味料を混ぜた中に20分くらいつける。
② 鶏肉の汁けをふいてかたくり粉をまぶし、170度に熱した揚げ油でカラリと揚げる。
③ ししとうがらしは破裂しないように竹串で穴をあけ、180度の揚げ油で揚げ、鶏肉に添える。

きんぴらごぼう
① ごぼう、にんじんは4～5cm長さの棒状に切り、ごぼうは水にさらす。いったんゆでこぼし、水けをきる。
② 厚手のなべに油を熱し、①をいためる。しんなりしたらだしを加えて煮立て、調味料を入れて煮る。

●材料（1人分）

朝

●卵焼き
- 卵･････････････ 1個（55g）
- 砂糖･････････ 小さじ1（3g）
- 油･･･････････ 小さじ¾（3g）
- ┌ 大根･････････････ 40g
- └ しょうゆ･･････ 小さじ½（3g）

●ほうれん草の和風サラダ
- ほうれん草････････････ 60g
- にんじん･････････････ 10g
- ┌ 油･････････････ 小さじ¾（3g）
- └ しょうゆ･･････ 小さじ½（3g）
- ●ごはん･･･････････ 200g
- ●フルーツミックス缶････ 60g

昼

●焼きうどん
- うどん･･･････ 1袋（220g）
- ┌ キャベツ･････････････ 60g
- │ にんじん････････････ 15g
- │ 玉ねぎ･････････････ 10g
- └ 油揚げ･･････････････ 5g
- 油･･････････ 小さじ2½（10g）
- ┌ 塩･･････････ ミニ⅔（0.8g）
- │ しょうゆ･･ 小さじ1⅔（10g）
- │ 砂糖･･････････ 1⅔（5g）
- │ みりん･･････ 小さじ⅔（4g）
- └ 水････････････ ¼カップ（50mℓ）
- 削りガツオ････････････ 少量

●白菜ときゅうりの塩もみ
- 白菜･･････････････ 30g
- きゅうり････････････ 10g
- 塩････････････ ミニ⅔（0.8g）

夕

●鶏肉の立田揚げ
- ┌ 鶏肉･･････････････ 40g
- │ しょうゆ・みりん
- │ ･････ 各小さじ⅔（各4g）
- └ 酒･･･････････ 小さじ1（5g）
- ┌ かたくり粉･･････････ 適量
- └ ししとうがらし･･･ 2本（6g）
- 揚げ油････････････ 適量

●きんぴらごぼう
- ごぼう････････････ 50g
- にんじん････････････ 8g
- 油･･････････ 小さじ1（4g）
- ┌ だし･･･････ ⅕カップ（40mℓ）
- │ 砂糖･･････ 小さじ1⅔（5g）
- └ しょうゆ･ 小さじ⅔（4g）
- ごま油･･････ 小さじ½（2g）
- 七味とうがらし･･････ 少量

●月見風すまし汁
- 大根･･････････････ 20g
- にんじん････････････ 10g
- ┌ だし････････ ⅗カップ（120mℓ）
- │ 塩････････ ミニ½弱（0.5g）
- └ しょうゆ･･･ 小さじ½（3g）
- ゆずの皮････････････ 少量
- ●ごはん･･･････････ 200g

間

●みたらし団子
- ┌ 上新粉････････････ 45g
- └ 湯････････ 大さじ3（45mℓ）
- 水･･････････ 小さじ1⅓（20mℓ）
- 砂糖･･･････ 小さじ1⅔（5g）
- しょうゆ････ 小さじ1弱（5g）
- ┌ かたくり粉･ 小さじ⅓（1g）
- └ 水･･･････ 小さじ⅔（約3mℓ）

＊電子レンジを使う場合、湯を1.5倍くらいに増やす。

●ほうじ茶

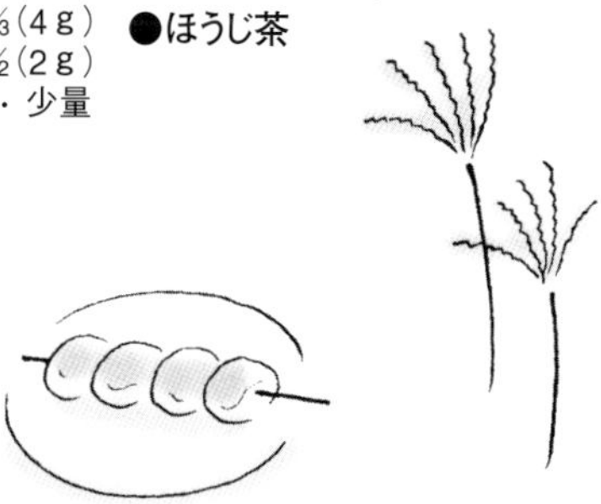

間　みたらし団子　ほうじ茶

月見風すまし汁

① 大根、にんじんは薄い輪切りにし、ゆでてから、わんに盛る。
② だしを煮立てて調味し、①のわんに注ぎ、吸い口にゆずの皮をのせる。

みたらし団子

① 上新粉に湯を少しずつ混ぜ、よくこねて、蒸し器で20分くらい蒸す。また は電子レンジで加熱する。
② かたく絞ったぬれぶきんにとり、なめらかになったら一口大に丸めて串に刺し、焼き網で焼いて焦げ目をつける。
③ 水に砂糖、しょうゆを入れて煮立たせ、水どきかたくり粉を加えてとろみをつけ、団子にかける。

③ ときどき混ぜながら、汁けがなくなるまでいりつける。最後に香りづけにごま油を加える。
④ 器に盛り、七味とうがらしをふる。

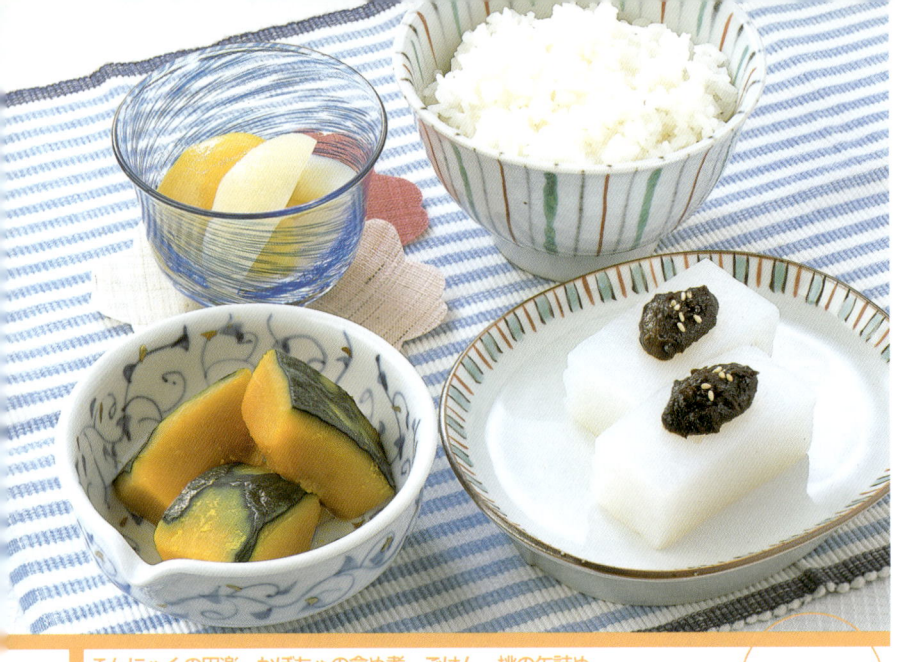

たんぱく質30gの夏の献立

朝食
こんにゃくの田楽　かぼちゃの含め煮　ごはん　桃の缶詰め

たんぱく質の制限が厳しいので、こんにゃくの田楽をメインとしました。意外に、肉でもほお張っているような錯覚におちいります。みそにはごまをかけるほか、穂じそなど、季節のものでアレンジを。

昼食
ハムのチャーハン　はるさめの中国風あえ物

残りごはんで簡単にできるチャーハン、仕上げにしょうゆをまわし入れて香りをつけます。少ない塩分でも満足させるコツです。あえ物の野菜は少ないので生でもだいじょうぶです。

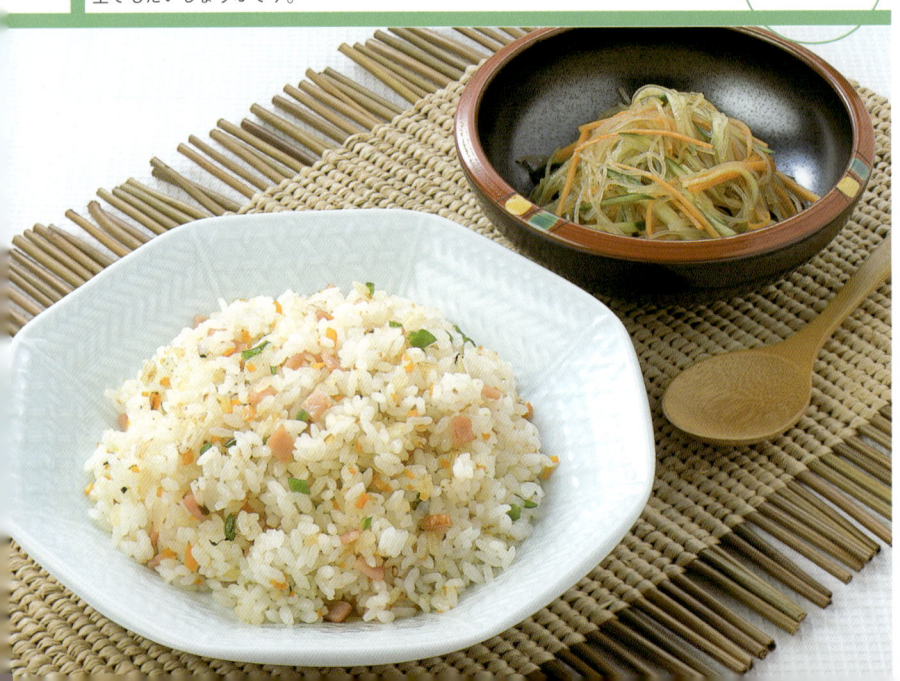

●作り方は100ページ

間食

くずもち　麦茶

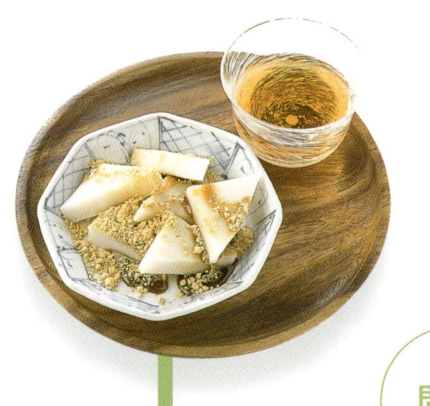

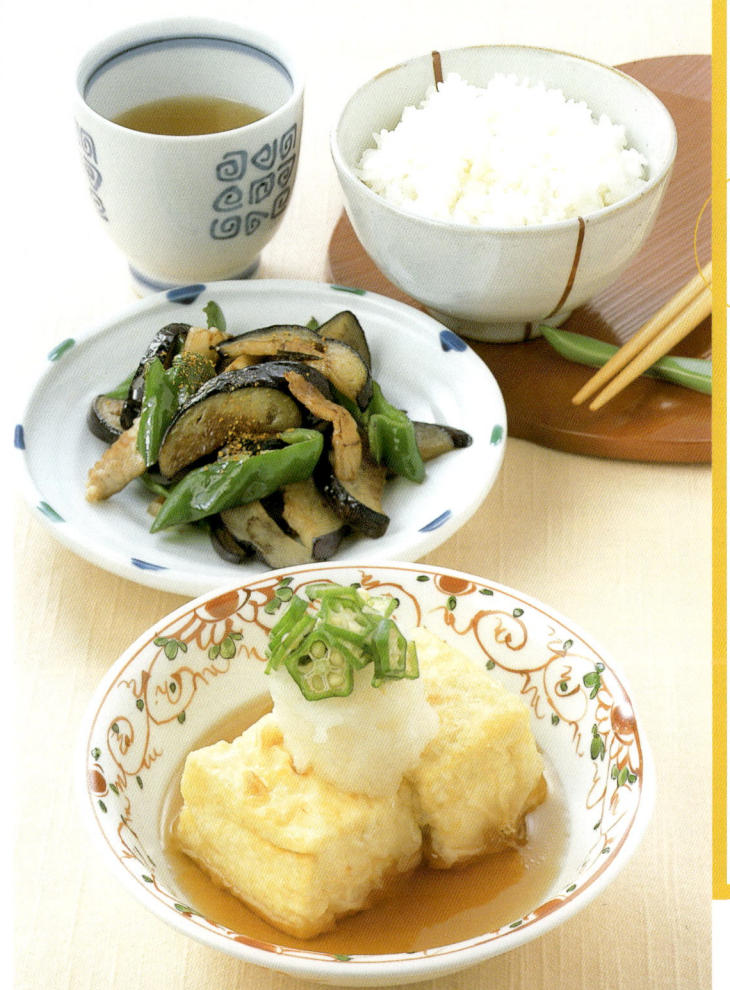

●四群点数法による点数

	♠	♥	♣	♦	計
朝食	0.0	0.0	1.7	5.0	6.7
昼食	0.0	0.3	0.3	6.5	7.1
間食	0.0	0.1	0.0	1.5	1.6
夕食	0.0	1.5	0.3	6.9	8.7
計	0.0	1.9	2.3	19.9	24.1

●一日献立

夕食

揚げ出し豆腐
なすとピーマンの
ピリ辛いため
ごはん
ほうじ茶

揚げだし豆腐はエネルギーの高い精進料理の代表です。オクラとおろし大根を彩りよく飾ります。野菜のいため物に入れた豚バラ肉は、少量ながら貴重な肉っけです。

たんぱく質30gの夏の献立

朝
こんにゃくの田楽
かぼちゃの含め煮
ごはん
桃の缶詰め

こんにゃくの田楽
① こんにゃくは2つに切ってゆでる。
② 小なべに田楽みその材料を入れ、弱火にかけ、木じゃくしでぽってりとするまで練る。
③ こんにゃくに田楽みそを塗ってごまをふる。

かぼちゃの含め煮
① かぼちゃは一口大に切り、皮をまだらにむいて面とりをする。
② 沸騰湯に入れて5分くらいゆで、ゆでこぼす。
③ さらにだしを加えて火にかけ、煮立ったら調味料を入れ、落としぶたをして20分くらい煮て、そのままおいて味を含ませる。

昼
ハムのチャーハン
はるさめの中国風あえ物

ハムのチャーハン
① ハムは色紙切りにし、玉ねぎ、にんじん、ピーマンはみじん切りにする。
② 油を熱し、玉ねぎ、にんじん、ピーマン、ハムの順にいためる。
③ 野菜がしんなりしたら、ごはんをほぐし入れていため、塩、こしょうで調味する。
④ 仕上げにしょうゆをたらし、しょうゆが少し焦げて香ばしい香りが立つようにいためる。

はるさめの中国風あえ物
① はるさめは熱湯でゆでて水にとり、水けをきって5cmくらいに切る。
② きゅうりとにんじんは細いせん切りにする。
③ 調味料をよく混ぜて①、②をあえる。

●98ページ参照

夕
揚げ出し豆腐
なすとピーマンのピリ辛いため
ごはん
ほうじ茶

揚げ出し豆腐
① 豆腐はふきんやキッチンペーパーで包んで傾けたまな板に置き、平皿などをのせてよく水けをきっておく。
② 豆腐を2つに切ってかたくり粉をまぶし、180度に熱した揚げ油できつね色に揚げる。
③ 大根はおろし、オクラはゆでて小口切りにする。
④ だしを煮立てて調味してつゆを作り、器に注ぐ。
⑤ 揚げた豆腐をつゆの中に入れ、上におろし大根、オクラをのせる。

なすとピーマンのピリ辛いため
① なすとピーマンは1cm幅の斜め切り

●材料（1人分）

朝

●こんにゃくの田楽
- こんにゃく............100g
- 田楽みそ
  - 甘みそ......小さじ1弱(5g)
  - 砂糖..........小さじ1(3g)
  - みりん......小さじ1弱(5g)
- いりごま..................少量

＊田楽みその材料は多めに用意する。

●かぼちゃの含め煮
- かぼちゃ..................70g
- だし..................1/4ｶｯﾌﾟ(50mℓ)
- 砂糖..........小さじ1 1/4(4g)
- しょうゆ......小さじ1/2(3g)

●ごはん........................200g

●桃の缶詰め
- 白桃・黄桃(缶詰め)......各40g

昼

●ハムのチャーハン
- ごはん........................220g
- ハム............................10g
- 玉ねぎ..........................20g
- にんじん・ピーマン......各10g
- 油..................小さじ2 1/2(10g)
- 塩..................ミニ1/2(0.6g)
- こしょう........................少量
- しょうゆ......小さじ1/2(3g)

●はるさめの中国風あえ物
- はるさめ..................乾10g
- きゅうり........................15g
- にんじん......................10g
- 酢..................小さじ1/2弱(2g)
- ごま油..........小さじ1/2(2g)
- しょうゆ......小さじ1/2(3g)

夕

●揚げ出し豆腐
- もめん豆腐..................80g
- かたくり粉..................適量
- 揚げ油........................適量
- 大根............................40g
- オクラ......................1/2本(5g)
- つゆ
  - だし..................1/4ｶｯﾌﾟ(50mℓ)
  - みりん......小さじ1弱(5g)
  - しょうゆ......小さじ1(6g)

●なすとピーマンの
　ピリ辛いため
- なす......................小1個(60g)
- ピーマン..............2/3個(20g)
- 豚バラ肉......................15g
- 油..................小さじ3/4(3g)
- 塩..................ミニ1/4(0.3g)
- しょうゆ......小さじ1/3(2g)
- オイスターソース
  　..................小さじ1/3(2g)
- 一味とうがらし............少量

●ごはん........................200g
●ほうじ茶

間

●くずもち
- くず粉・かたくり粉......各10g
- 小麦粉..........................5g
- 水..............................70mℓ
- 黒砂糖........................10g
- 水..............................10mℓ
- きな粉..........................2g

●麦茶

間　くずもち　麦茶

くずもち

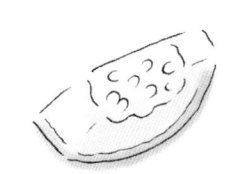

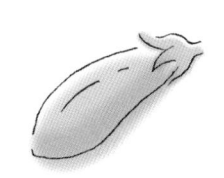

① 3種類の粉に水を加えてよく混ぜ合わせ、こし網を通してなべにうつして火にかけ、なめらかになるまで15〜20分よく練り混ぜる。

② 流し缶に流して30分くらい蒸し、さめたら食べやすい大きさに切る。

③ 黒砂糖に水を加えて弱火にかけ、途中アクをとりながら煮詰める。

④ くずもちに③の黒みつときな粉をかける。

にし、なすは水にさらして水けをきる。

② 豚肉はせん切りにする。

③ 油を熱し、豚肉、なすを入れてため、なすがしんなりしたら、ピーマンを入れていためる。

④ ピーマンに火が通ったら、塩としょうゆで味をととのえ、最後にオイスターソースを加えて混ぜる。

⑤ 器に盛ってとうがらしをふる。

たんぱく質30gの秋の献立

朝食

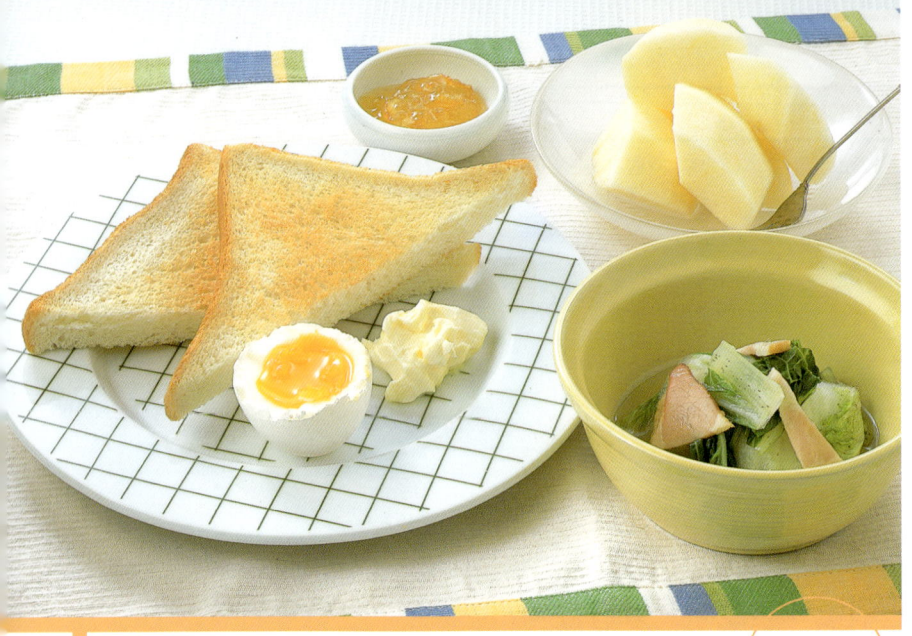

半熟卵　白菜とベーコンのいため煮　トースト　りんご

たんぱく質の制限が強くなると、アミノ酸価の高い（良質のたんぱく質）食品を選ぶことがたいせつになります。アミノ酸を最高にバランスよく含む卵は、半個でも大きなパワー！

昼食

豚肉の冷やししゃぶ
里芋のころ煮
ごはん

薄切り肉を広げて湯に通してかさを増やし、野菜を添えて量感を出す――このような少ない肉を多く見せるくふうも必要です。たれにごまやマヨネーズを入れ、充分にエネルギーを補充します。

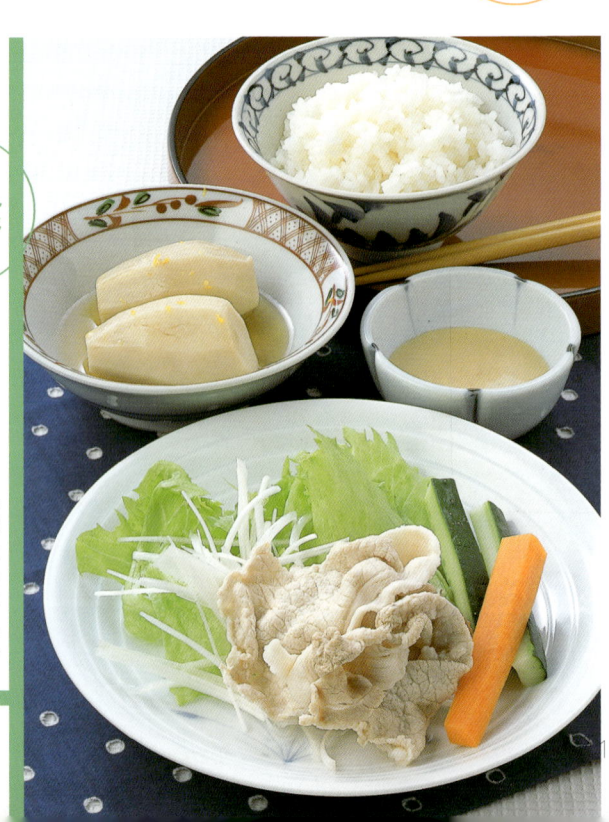

●作り方は104ページ

●四群点数法による点数

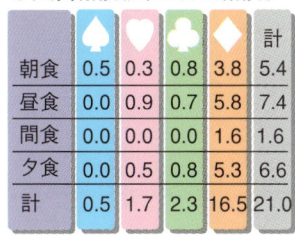

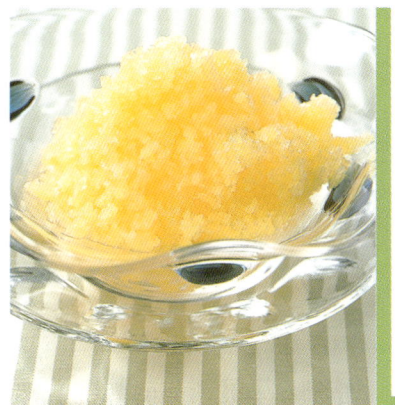

	♠	♥	♣	♦	計
朝食	0.5	0.3	0.8	3.8	5.4
昼食	0.0	0.9	0.7	5.8	7.4
間食	0.0	0.0	0.0	1.6	1.6
夕食	0.0	0.5	0.8	5.3	6.6
計	0.5	1.7	2.3	16.5	21.0

みかんシャーベット

間食

一日献立

にぎりずし　野菜のカリカリ揚げ　ほうじ茶

少ない塩分をじょうずに使うには、すしめしの味をおさえ、食べるときのつけじょうゆにします。このほうが満足感が得られます。そして、しょうゆは、ごはんより、具につけるように心がけましょう。

夕食

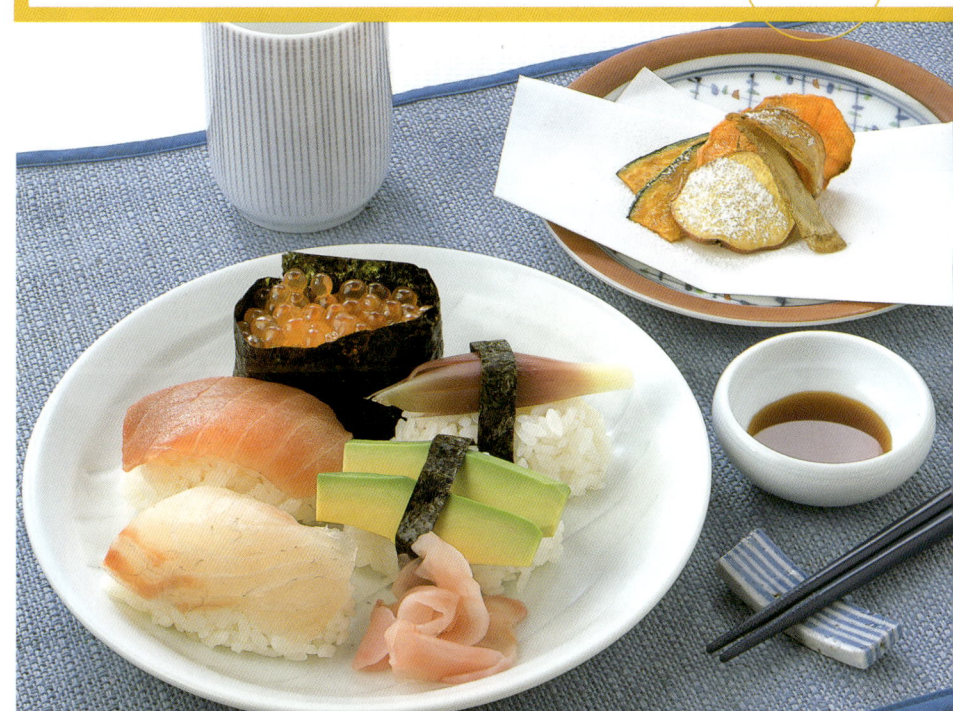

たんぱく質30gの秋の献立

●102ページ参照

朝

半熟卵
白菜とベーコンのいため煮
トースト
りんご

半熟卵

① 卵は冷蔵庫から出して室温にもどす。
② 小なべに卵を静かに入れ、水を加えて火にかけ、沸騰後3分ゆでる。
③ 殻の中央にひびを入れ、半分に割る。
＊卵黄が中央になるようにするためには、沸騰後最初の1～2分はしで静かにころがすとよい。
＊ゆで湯に塩を加えておくと、ひびが入っても卵白がすぐにかたまり、外に流れ出るのを防ぐことができる。

白菜とベーコンのいため煮

① 白菜はそぎ切りにし、3cm幅くらいに切り、ベーコンは食べやすく切る。
② 油でベーコンをいため、白菜もいためて、だしとしょうゆを加え、3分煮る。

昼

豚肉の冷やししゃぶ
里芋のころ煮
ごはん

豚肉の冷やししゃぶ

① 豚肉は酒を入れた沸騰湯でさっとゆで、すぐに氷水にとって冷やし、水けをきる。
② レタスは一口大にちぎり、きゅうりとにんじんは1cm角、7cm長さのステック状に切る。
③ ねぎは芯を除き、縦に4cm長さのせん切りにし、水に放してパリッとさせて、水けをきる。
④ ①～③を皿に盛り、たれの材料を混ぜ合わせて添える。

里芋のころ煮

① 里芋は皮をむき、下ゆでしてぬめりを洗う。
② 里芋にだしを加えて煮立て、調味料を入れて15分くらい煮る。
③ 器に盛り、おろしたゆずの皮を散らす。

夕

にぎりずし
野菜のカリカリ揚げ
ほうじ茶

にぎりずし

① 炊きたてのごはんに合わせ酢を混ぜてすしめしを作る。
② アボカドは5mm幅くらいに切る。
③ みょうがは沸騰湯に通し、甘酢につけておく。
④ すしめしのあら熱がとれたら、5個に握り、わさびを塗る。
⑤ タイとマグロはそのままのせ、イクラはのりを巻いてからのせ、軍艦巻きにする。アボカド、みょうがはのせてから細いのりを巻きつける。
⑥ にぎりずしを盛り、甘酢しょうがを添え、しょうゆを別皿に入れて添える。

104

●材料（1人分）

朝

●半熟卵
卵･････････････････ ½個(28g)

●白菜とベーコンのいため煮
白菜･････････････････ 40g
ベーコン･････････････････ 5g
油･････････････ 小さじ½(2g)
┌ だし･･･････････ ⅕カップ(40mℓ)
│ うす口しょうゆ
└　　　　　　　　 小さじ⅓(2g)

●トースト
食パン･････････････････ 60g
マーガリン･････ 大さじ1強(15g)
マーマレード（低糖）
　　　　　　　　 小さじ2強(15g)

●りんご･････････････････ 100g

昼

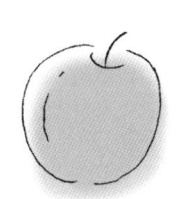

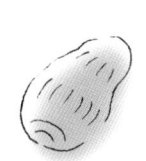

●豚肉の冷やししゃぶ
┌ 豚ロース薄切り肉･････ 25g
└ 酒･･･････････ 小さじ1(5g)
レタス･･･････････････ 15g
きゅうり･････････････ 30g
にんじん･････････････ 10g
ねぎ･････････････････ 20g
　┌ マヨネーズ
　│　　　　　 大さじ1強(15g)
　│ 砂糖･････ 小さじ1⅔(5g)
た│ しょうゆ･･ 小さじ⅓(2g)
れ│ すりごま
　│　　　　　 大さじ1弱(5g)
　│ 水･･･････ 大さじ1(15mℓ)
　│ 鶏がら顆粒だし
　└　　　　　　 小さじ⅓(1g)

●里芋のころ煮
里芋･････････････････ 60g
┌ だし･････････ 大さじ4(60mℓ)
│ 砂糖･････････ 小さじ⅔(2g)
│ 塩･･････････ ミニ⅙(0.2g)
└ しょうゆ･･･ 小さじ⅙(1g)
ゆずの皮･････････････ 少量

●ごはん
たんぱく質⅒ごはん
　　　　　　 1パック(180g)

夕

●にぎりずし
ごはん･････････････ 200g
合わせ酢 ┌ 酢･･･ 大さじ1(15g)
　　　　 │ 砂糖･･ 小さじ1(3g)
　　　　 └ 塩･･ ミニ½(0.6g)
タイ（刺し身用）･･･1切れ(10g)
マグロ（刺し身用）
　　　　　　　　 1切れ(10g)
イクラ･････････････････ 5g
アボカド･･･････････････ 15g
┌ みょうが･････････････ 5g
└ 甘酢（酢・砂糖・塩各少量）
練りわさび･････････････ 少量
のり･････････････････ 適量
甘酢しょうが･･･････････ 5g
しょうゆ･･･ 小さじ⅔(4g)

●野菜のカリカリ揚げ
さつま芋・かぼちゃ･･ 各10g
にんじん・ごぼう･･ 各5g
揚げ油･･･････････････ 適量
粉砂糖･････････････････ 3g

●ほうじ茶

間

●みかんシャーベット
みかんジュース（果汁20%）
　　　　　　　　　 130mℓ
はちみつ･･･････ 大さじ1(21g)

＊ジュースとはちみつを混ぜて冷凍庫で凍らせ、スプーンでかき混ぜてシャーベット状にする。

野菜のカリカリ揚げ

① さつま芋、にんじんはごく薄い輪切りにし、かぼちゃもごく薄く切る。ごぼうはごく薄い斜めの輪切りにする。
② さつま芋とごぼうは水にさらしてアクを除き、水けをふく。
③ 揚げ油を160度に熱し、野菜を入れ、カリッとするまで揚げる。
④ 器に盛り、粉砂糖をふる。

アボカド豆知識

果肉に脂肪が多いことから、"森のバター" とも呼ばれている。料理にも適していて、そのままわさびじょうゆで食べたり、すしだね、サラダ、あえ物などに好評。

アボカドの脂肪は、オレイン酸などの不飽和脂肪酸を多く含み、血中のコレステロールを下げる働きを持つ。そのうえ、ビタミン、ミネラルも豊富で、栄養価の高い健康食品として注目されている。

ただ、たんぱく質、カリウムも多めなので、たくさんは食べないように。

高エネルギーの料理 ①

イワシのオーブン焼き

イワシは脂肪の多い魚で、しかも、その脂肪には血液をサラサラにするIPA、DHAを多く含みます。イワシの苦手な人でも焼き上がりに酢をかけるのでさっぱりと食べられます。

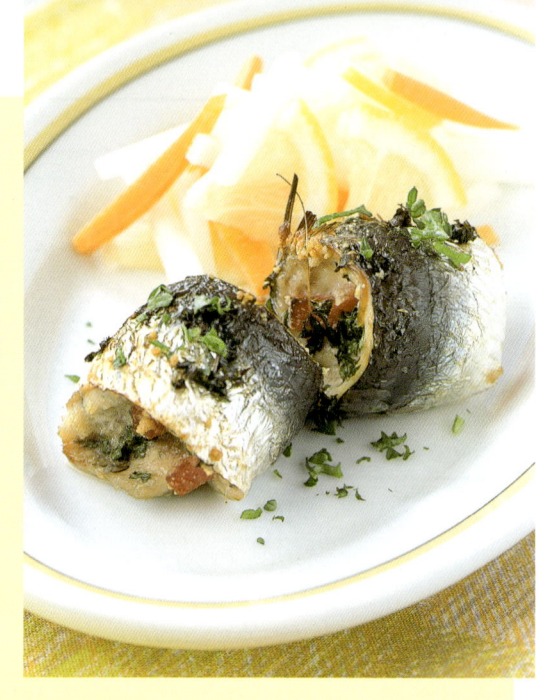

小アジの南蛮漬け

小アジのから揚げは、油の吸収面積が増えるので高エネルギーとなり、また、まるごと食べられるので、食べごたえもあります。まさに料理法と食材のベストコンビ。

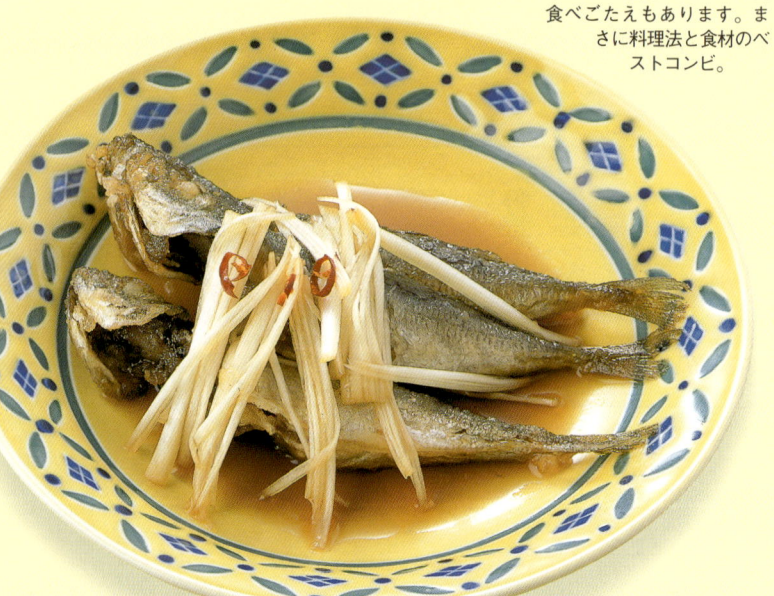

●作り方は108ページ

一品料理

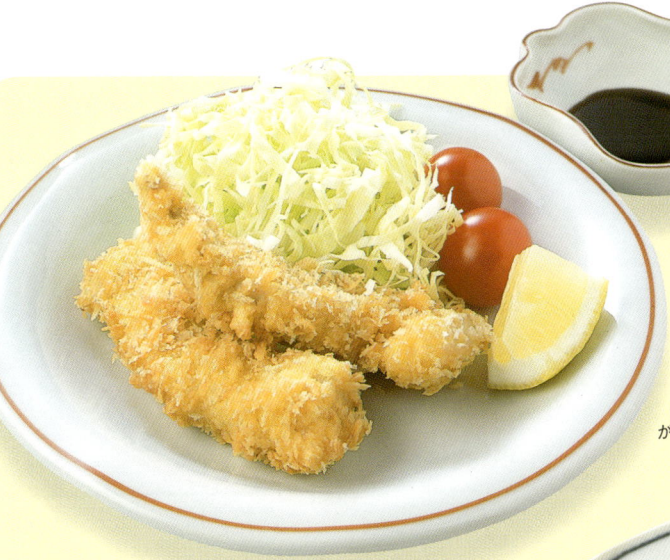

豚カツ

揚げ物はエネルギーを確保するには手っとり早い料理法です。たんぱく質制限の度合いによって肉の部位を選びます。制限がゆるいときはヒレ肉などが使えます。

肉じゃが

肉じゃがは少ない肉でも、じゃが芋でボリューム感が出て、盛りつけても見栄えがします。野菜にしみ込んだ肉のうまみで、主菜としての貫禄充分です。

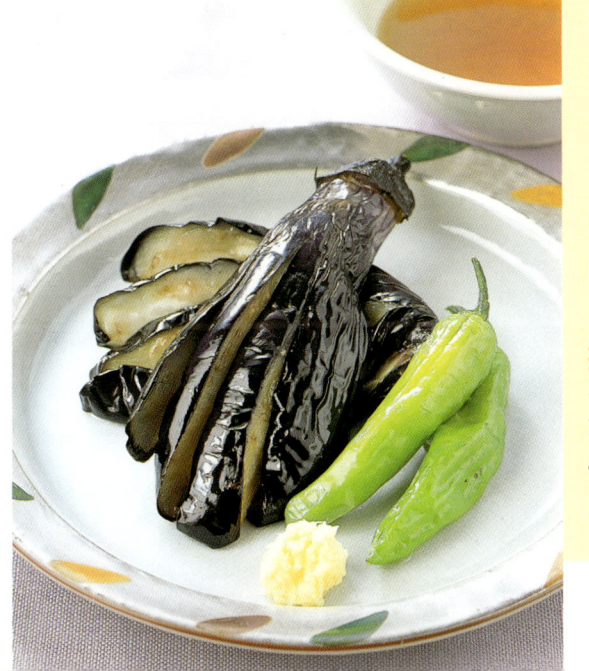

揚げなす

なすはとても油と相性のよい食材です。エネルギーアップのためには、できるだけ、油をたくさん吸収するよう、切り込みを深く、本数を多くするとよいでしょう。

高エネルギーの料理①

●106ページ参照

イワシのオーブン焼き

① イワシは三枚おろしにし、塩、こしょうで下味をつける。
② ソフトサラミはあらみじん切りにし、粉チーズと合わせる。
③ イワシの内側に小麦粉をふり、②を半量ずつ巻き込み、ようじでとめる。
④ イワシにオリーブ油をかけ、少量飾り用に残してパセリをふり、オーブントースターで5分くらい焼いてバルサミコ酢をかける。
⑤ 大根とにんじんは短冊切りにし、レモンの輪切りはいちょう切りにし、aを合わせてかける。
⑥ イワシを器に盛り、残したパセリをふり、つけ合わせに⑤の野菜を添える。

小アジの南蛮漬け

① 小アジはえら、はらわたを除いて洗い、水けをふいて塩、こしょうをふって10分くらいおく。
② 水けをふいてかたくり粉をつけ、170度の油でカラリと揚げる。
③ ねぎはせん切りにし、赤とうがらしは種をとって輪切りにし、調味料と合わせ、そこに揚げたてのアジをつけて30分くらいおく。
④ アジの汁けをきって器に盛り、ねぎととうがらしを飾る。

豚カツ

① 豚肉は2つに切って塩、こしょうをふる。
② 豚肉に小麦粉をまぶし、とき卵をくぐらせパン粉をつけ、170度の揚げ油できつね色に揚げる。
③ キャベツはせん切りにする。
④ 豚カツを器に盛り、キャベツ、プチトマト、レモンを添える。ソースをつけて食べる。

肉じゃが

① 豚肉は一口大に切る。じゃが芋は4～6つ割りにし水にさらす。玉ねぎはくし形切りにする。
② さやえんどうはゆでて2つに切る。
③ なべに油を熱し、玉ねぎをいため、しんなりしたら豚肉をいため、だしとじゃが芋を加える。
④ 煮立ったら調味料を入れ、20分くらいやわらかくなるまで煮る。
⑤ 器に盛ってさやえんどうを散らす。

揚げなす

① なすは縦半分に切って切れ目を入れ、水にさらして水けをふく。ししうは竹串で穴をあける。
② 天つゆの調味料を煮立ててさます。
③ なすを170度の揚げ油で色よく揚げ、天つゆとしょうがを添える。

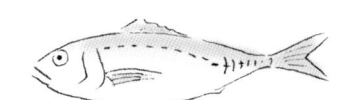

●材料（1人分）

●イワシのオーブン焼き
- イワシ……100gのもの1尾（50g）
- 塩……ミニ1/6（0.2g）
- こしょう……少量
- ソフトサラミソーセージ……20g
- 粉チーズ……大さじ1弱（5g）
- 小麦粉……少量
- オリーブ油……小さじ2（8g）
- パセリのみじん切り……少量
- バルサミコ酢（または酢）……小さじ1（5g）
- 大根……30g
- にんじん……5g
- レモンの輪切り……大1切れ（10g）
- a
  - 酢……大さじ1/2（7.5g）
  - オリーブ油……小さじ1（4g）
  - 塩……少量（0.1g）

●小アジの南蛮漬け
- 小アジ……45gのもの3尾（60g）
- 塩……ミニ1/2（0.6g）
- こしょう……少量
- かたくり粉……適量
- 揚げ油……適量
- 酢……大さじ1/2（7.5g）
- 砂糖……小さじ1（3g）
- しょうゆ……小さじ1（6g）
- ねぎ……20g
- 赤とうがらし……1/3本

●豚カツ
- 豚ロース肉（豚カツ用）……40g
- 塩……ミニ1/6（0.2g）
- こしょう……少量
- 小麦粉・とき卵・パン粉……各適量
- 揚げ油……適量
- キャベツ……30g
- プチトマト……2個（30g）
- レモンのくし形切り……1切れ（10g）
- 豚カツソース……小さじ1と2/3（10g）

●肉じゃが
- 豚ロース薄切り肉……20g
- じゃが芋……70g
- 玉ねぎ……30g
- 油……小さじ1（4g）
- だし……1/2カップ（100mL）
- 砂糖……小さじ2（6g）
- しょうゆ……小さじ1（6g）
- さやえんどう……5g

＊豚肉を牛肉にかえてもよい。

●揚げなす
- なす……1個（80g）
- ししとうがらし……2本（6g）
- 揚げ油……適量
- 天つゆ
  - だし……小さじ2（10mL）
  - みりん……小さじ1/3（2g）
  - しょうゆ……小さじ1弱（5g）
- おろししょうが……少量

動脈硬化予防に魚がおすすめ

アジ、イワシなどの魚の脂肪には、IPA（イコサペンタエン酸）、DHA（ドコサヘキサエン酸）という脂肪酸が多く含まれています。それらは、血液の粘りをはやしたり流れをよくしたり、悪玉コレステロールの代謝をはやめたり、悪玉コレステロールを減らす働きがあるといわれています。そのため動脈硬化に効果があるといわれています。腎臓病の人は、高血圧から動脈硬化を起こしやすい傾向があります。肉の脂肪はコレステロールを増やすので、肉に偏りがちな人は魚の比重を多くしましょう。

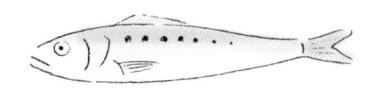

IPA、DHAの含有量　100g中（g）

魚名	IPA	DHA	計
ハマチ（養殖）	1.5	1.7	3.2
サバ	1.2	1.8	3.0
マダイ（養殖）	1.1	1.8	2.9
ブリ	0.9	1.8	2.7
マイワシ	1.4	1.1	2.5
ウナギ（かば焼き）	0.9	1.5	2.4
サンマ	0.8	1.4	2.2
サワラ	0.5	1.2	1.7
サケ	0.5	0.8	1.3
アジ	0.4	0.7	1.1
カツオ	0.1	0.3	0.4

科学技術庁「脂溶性成分表」より

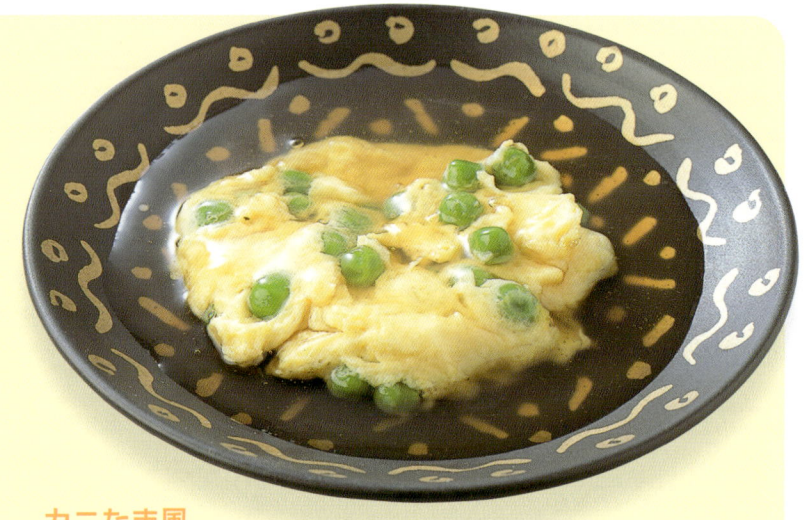

高エネルギーの料理 ②

カニたま風
おなじみの"カニたま"を、たんぱく質を控えるために、カニ抜きにしました。卵は強火にかけて手早く大きくかき混ぜると、ふんわりとできます。あつあつの甘酢あんをかけて。

卵の袋煮
中になにが入っているか食べるまでわからないところが、この料理のおもしろいところです。フェイントで1つはおもちが入っていますよ。ほかに、アイデアで中身をくふうしましょう。

●作り方は112ページ

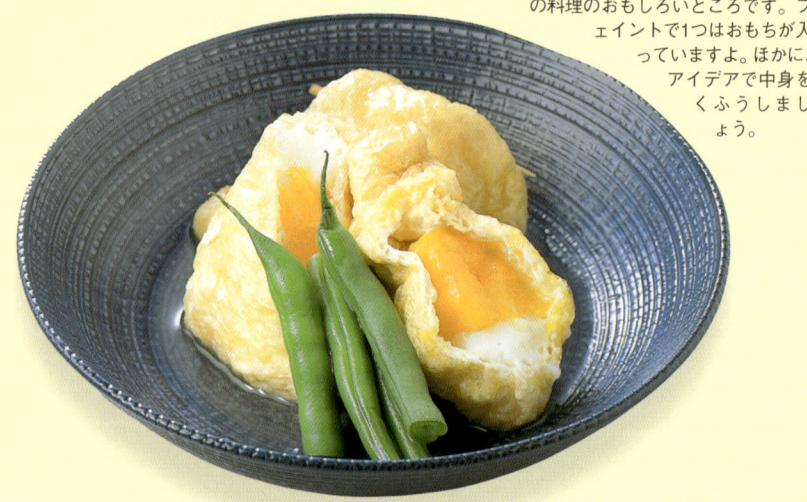

110

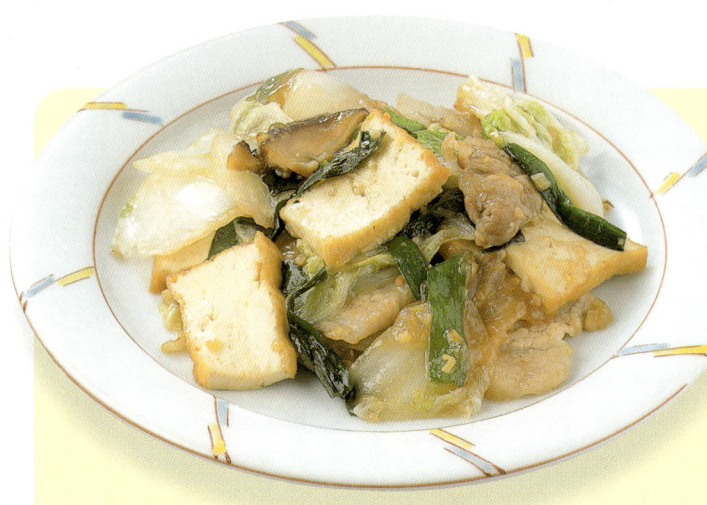

豚肉と厚揚げのみそいため

ピリッと辛いみそ味の中国の家庭料理、"家常(チアチャン)豆腐"です。組み合わせる野菜はあり合わせのものを使ってよいのですが、白菜と干ししいたけは欠かさないように。

いんげん豆のつぶし煮

いんげん豆は大豆に比べ、たんぱく質量が2/3以下と少なめです。やわらかく煮た豆をマッシャーなどでつぶし、アイスクリームサーバーでおしゃれに盛りつけて、おやつやデザートにも！

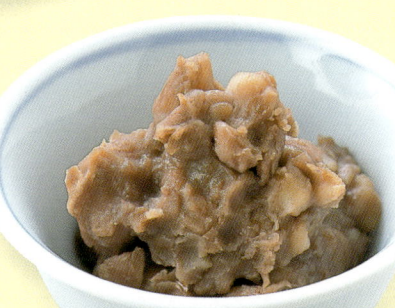

ココアミルク／バナナセーキ

かぜをひいたときや食欲がないときのエネルギー補給に、口当たりがよく、消化のよい飲み物はいかがでしょう。バナナセーキは時間をおくと色がくすんできますので、作りたてを。

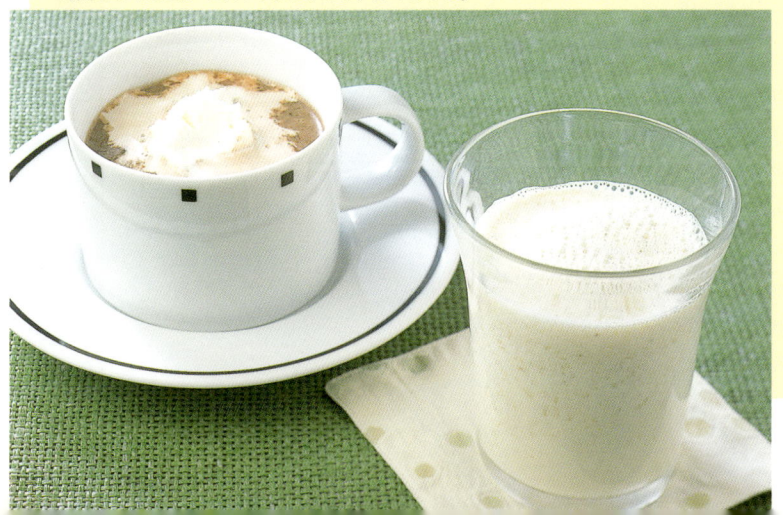

●一品料理

高エネルギーの料理 ②

●110ページ参照

カニたま風

① 卵はときほぐし、ゆでたグリーンピースと塩を混ぜる。
② 中華なべに油を熱し、①を流し入れて手早く混ぜ、半熟状態になったら、形を整えて焼き色をつけ、裏返してなべを動かしながら、裏面を焼く。
③ 甘酢あんのだしと調味料を煮立て、水どきかたくり粉でとろみをつける。
④ ②を盛り、③の熱いあんをかける。

卵の袋煮

① 油揚げは熱湯をかけて油抜きし、半分に切って袋に開く。
② 油揚げの袋の1つに卵、もう1つにはもちを入れ、つまようじでとめる。
③ だしを煮立てて調味し、②の油揚げを入れ、15分くらい煮る。
④ さやいんげんは筋をとって色よくゆで、袋煮に添える。

豚肉と厚揚げのみそいため

① 豚肉は一口大に切り、しょうゆと酒で下味をつける。
② 厚揚げは油抜きし、8mm幅に切る。
③ 白菜は軸はそぎ切りに、葉はざく切りにし、にらは3〜4cm長さに切る。干ししいたけはもどして薄切りにする。
④ aの調味料を合わせておく。
⑤ 中華なべに油を熱し、しょうが、にんにくをいためて、香りが出たら、豚肉をいためる。
⑥ さらに白菜、しいたけ、にらを順に入れていため、厚揚げも加えて大きく混ぜ、aを加えて煮立て、水どきかたくり粉でとろみをつける。

いんげん豆のつぶし煮

① いんげん豆は洗ってなべに入れ、水をかぶる状態になるようにときどき水を補う。
② 火にかけて煮立ったらアクを除き、落としぶたをし、弱火で1時間程度やわらかくなるまで煮る。豆がつねに水にかぶる状態になるようにときどき水を補う。
③ 砂糖、塩を加え、豆が煮くずれるくらいになるまで煮る。
④ 煮汁がなくなってきたらマッシャーなどでつぶす。

ココアミルク

① ココアと砂糖を混ぜ、水を少しずつ入れてとき、牛乳を加えて温める。
② カップに注ぎ、ホイップクリームを飾る。

バナナセーキ

① 材料の全部をミキサーにかけ、グラスに注ぐ。

●材料（1人分）

●カニたま風
- 卵　　　　　　　1個（55g）
- グリーンピース　　3g
- 塩　　　　　　　少量（0.1g）
- 油　　　　　　　小さじ1（4g）
- 甘酢あん
  - だし　　　　　　1/4カップ（50mℓ）
  - 砂糖　　　　　　小さじ1（3g）
  - しょうゆ　　　　小さじ2/3（4g）
  - 酢　　　　　　　小さじ1（5g）
  - かたくり粉　　　小さじ1（3g）
  - 水　　　　　　　小さじ2（10mℓ）

●卵の袋煮
- 油揚げ　　　　　1枚（30g）
- 卵　　　　　　　1個（55g）
- もち　　　　　　1/2切れ（20g）
- だし　　　　　　1/4カップ（50mℓ）
- うす口しょうゆ・みりん　各小さじ1弱（各5g）
- さやいんげん　　10g

＊卵を割り入れるとき、コップなどに油揚げを入れて固定させるとよい。

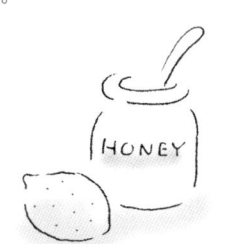

●豚肉と厚揚げのみそいため
- 豚バラ薄切り肉　　20g
- しょうゆ　　　　小さじ1/6（1g）
- 酒　　　　　　　小さじ1/5（1g）
- 厚揚げ　　　　　50g
- 白菜　　　　　　80g
- にら　　　　　　20g
- 干ししいたけ　　1枚（乾2g）
- しょうがとにんにくのみじん切り　少量
- 油　　　　　　　小さじ2（8g）
- a
  - みそ　　　　　　大さじ1/2強（10g）
  - 酒　　　　　　　小さじ1（5g）
  - 砂糖　　　　　　大さじ1（9g）
  - しいたけのもどし汁　大さじ1（15mℓ）
- かたくり粉　　　小さじ1/3（1g）
- 水　　　　　　　小さじ2/3（約3mℓ）

●いんげん豆のつぶし煮
- 赤いんげん豆　　乾20g
- 水　　　　　　　1/4カップ（100mℓ）
- 砂糖　　　　　　大さじ2（18g）
- 塩　　　　　　　ミニ1/6（0.2g）

＊豆はうずら豆など、ほかのいんげん豆でもよい。

●ココアミルク
- ココア　　　　　小さじ1/2（1g）
- 砂糖　　　　　　大さじ1（9g）
- 水　　　　　　　50mℓ
- 牛乳　　　　　　100mℓ
- ホイップクリーム　20g

●バナナセーキ
- バナナ　　　　　小1本（80g）
- 牛乳　　　　　　100mℓ
- 卵黄　　　　　　10g
- はちみつ　　　　大さじ1/2強（10g）
- レモン汁　　　　小さじ1（5mℓ）
- 湯ざましの水　　大さじ2（30mℓ）

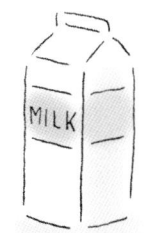

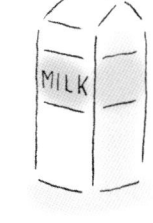

選ぼう！ エネルギーアップ食品

エネルギーを確保するには、油と砂糖を多めにとることが基本です。ところが、それらを多くとろうとすると、同時にたんぱく質もとってしまうことも少なくありません。

たとえば、おやつのおまんじゅうは、確かに甘いものですが、材料のあずきや上新粉にたんぱく質が含まれています。これ以上たんぱく質を増やせないときは、次のような食品を使って、エネルギーアップしましょう。

はるさめ、くずきり
サラダやいため物に積極的に使いましょう。かさも増えてボリュームが出ます。

タピオカ
キャッサバでんぷん。ゆでてから冷やし、デザートなどに使います。

氷砂糖、あめ、コーラ、サイダー、無果汁または低果汁のジュースやシャーベット
天然果汁や黒砂糖を使ったものはカリウムが多いので注意します。

主菜を兼ねたごはん・めん料理

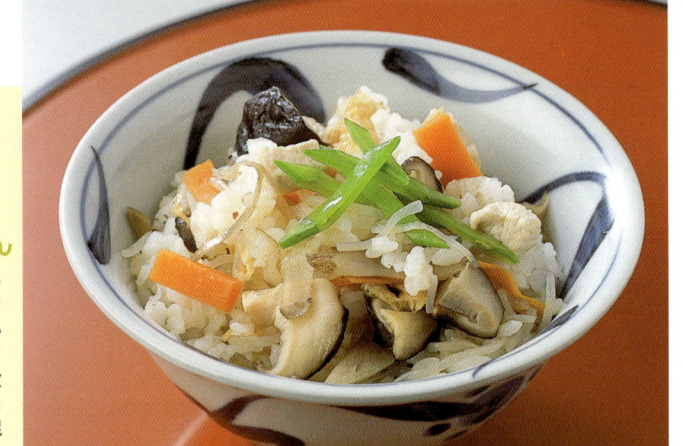

炊き込みごはん

彩りよく野菜を組み合わせてごはんに炊き込むと、少ない肉でも味わい深く、充分に満足できます。炊飯器の場合は、炊き上がったら、すぐにスイッチを切って上下を混ぜておきます。

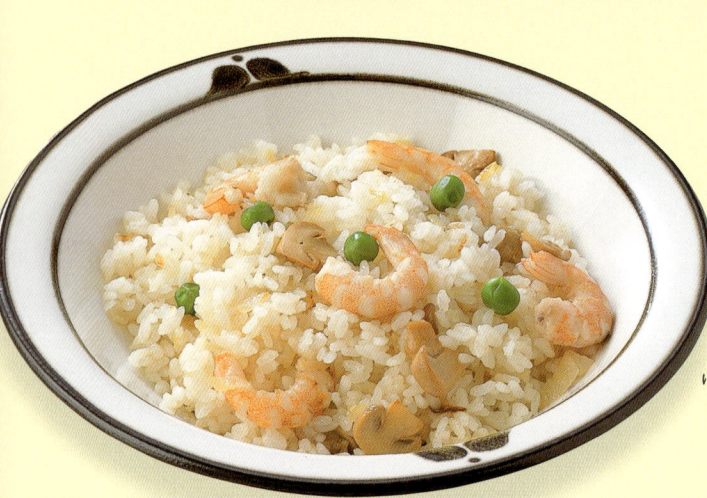

エビピラフ

ここではお米をいためて炊き込む本格的なピラフの方法を紹介しましたが、残りごはんを利用してもOK。冷やごはんは電子レンジで温めておくと作りやすくなります。

卵カレー

野菜の具だくさんカレーにゆで卵の輪切りを飾ってボリュームアップします。ピクルスの風味で、肉のないもの足りなさを感じさせません。ただし、ピクルスは少量に。

●作り方は116ページ

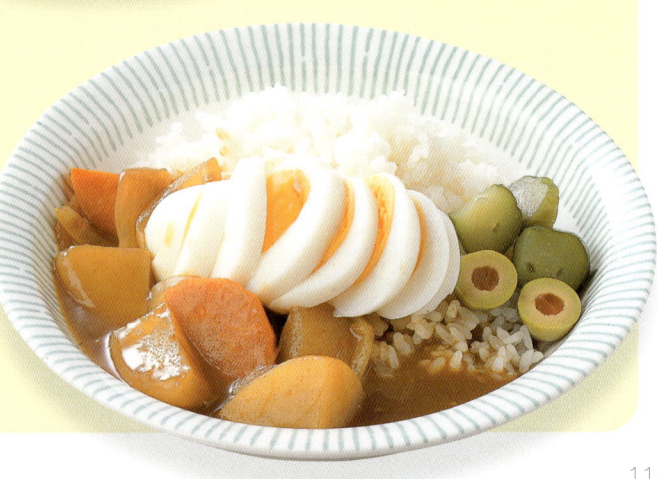

一品料理

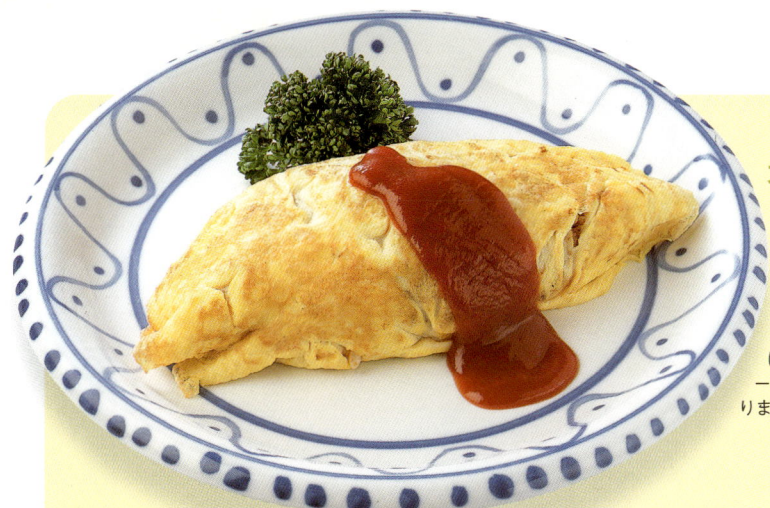

オムライス

ごはんと卵がよくなじむよう、卵が半熟状態のときに包み込むのがおいしく作るポイントです。チキンライスはいためずに炊き込むと同じバターの量でも油っぽくありません。

肉みそ冷やしラーメン

肉みそをめんとねぎにからませ、次にきゅうりにからませて、ついつい食べてしまう一皿です。肉みそは多めに作っておきましょう。パンにもごはんにも合います。

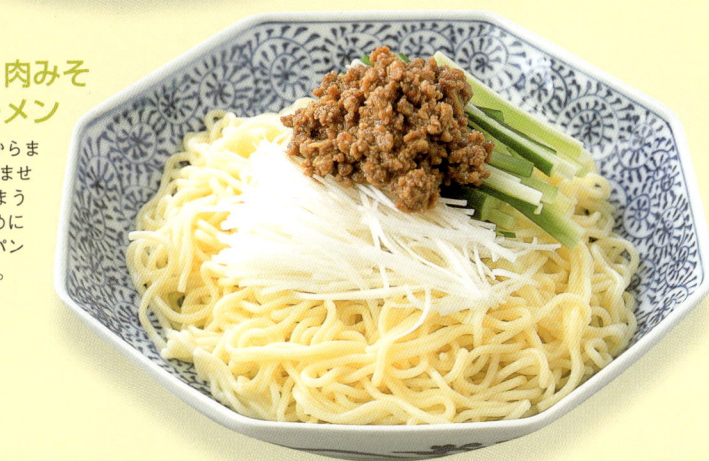

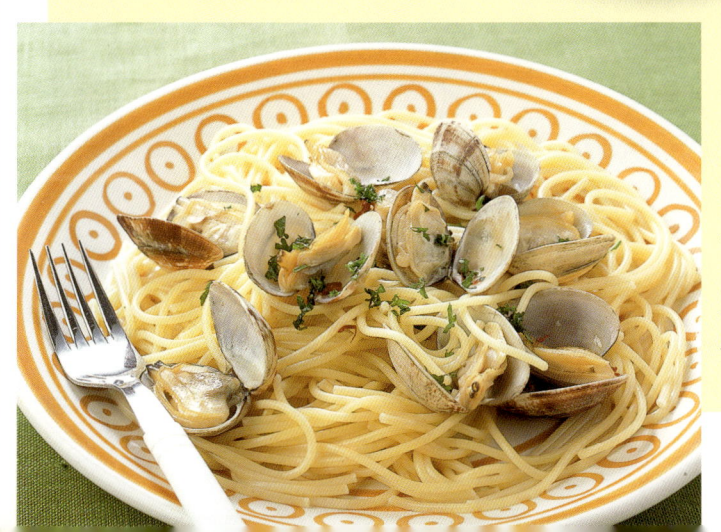

スパゲティボンゴレ

アサリの香り豊かなスパゲティ、にんにくをきかしたさっぱり味で人気があります。殻つきを使うと風味も抜群で、見た目にも豪華です。

主菜を兼ねたごはん・めん料理

炊き込みごはん

① 米は洗って水につけ、30分以上おく。
② 鶏肉はさいの目切りにし、にんじんは2cm長さの短冊切りにし、ごぼうはささがきにし、水につけてアクをとる。
③ 油揚げは油抜きし、5mm幅に切り、しらたきはゆでて2cmくらいに切る。
④ さやえんどうは色よくゆでて斜めに切る。生しいたけはせん切りにする。
⑤ 油を熱して②をいため、だしとしょうゆを加え、煮立ったら③を入れて中火で10分煮る。具はとり分けておく。
⑥ 米に煮汁と塩、酒を加えて炊き、炊き上がりぎわに具を混ぜる。
⑦ ごはんを茶わんに盛り、④を散らす。

エビピラフ

① 米は洗って水に30分以上浸しておき、ざるに上げる。水に固形ブイヨンを加えて温める（スープ）。
② シバエビは背わたをとってゆで、殻をむく。グリーンピースもゆでる。
③ 厚手なべにバターを熱し、玉ねぎを透き通るまでいため、米を加えていためる。
④ ①のスープを加えてふたをし、沸騰したら火を弱め、20分炊く。
⑤ エビ、マッシュルーム、グリーンピース、塩、こしょうを加えて手早く混ぜ、そのまま10分ほど蒸らす。

卵カレー

① じゃが芋は乱切りにし、水にさらしてアクをとる。玉ねぎはくし形に切り、にんじんは半月に切る。
② なべにバターを熱し、玉ねぎをいため、色づいたらにんにくとしょうがを入れていため、小麦粉をふり入れていため、さらにカレー粉を加えて軽くいため、aを入れて煮立て、じゃが芋とにんじんを加え、ときどき混ぜながら弱火で20分煮、塩で調味する。
③ ごはんを皿に盛ってカレーをかけ、ゆで卵の輪切り、ピクルスの乱切り、半分に切ったオリーブを飾る。

●114ページ参照

オムライス

① 鶏肉はさいの目に切る。
② バターを熱して玉ねぎをしんなりするまでいため、鶏肉をいためる。酒を加えて混ぜ、塩、こしょうで調味する。
③ ごはんをほぐし入れていため、ケチャップを切り込むように混ぜ、最後にゆでたグリーンピースを加える。
④ 卵をといて塩を混ぜ、油を熱したフライパンに流し入れる。半熟状になったら③のごはんをのせて包む。
⑤ 皿に盛ってケチャップをかけ、パセリを添える。

●材料（1人分）

●炊き込みごはん
- 米……………………100g
- 水＋煮汁……¾ｶﾂﾌﾟ弱(140㎖)
- 塩………………ミニ½(0.6g)
- 酒…………………小さじ1(5g)
- 鶏胸肉(皮なし)………………30g
- 油揚げ………………………5g
- にんじん……………………10g
- ごぼう………………………10g
- しらたき……………………15g
- 生しいたけ………………1枚(10g)
- 油…………………小さじ2(8g)
- だし………………¼ｶﾂﾌﾟ(50㎖)
- うす口しょうゆ
  …………………小さじ½(3g)
- さやえんどう………………5g

●エビピラフ
- 米…………………½ｶﾂﾌﾟ(80g)
- 水………………½ｶﾂﾌﾟ(100㎖)
- 固形ブイヨン……………0.5g
- 玉ねぎのみじん切り………20g
- バター……………小さじ2½(10g)
- シバエビ(無頭・殻つき)…40g
- マッシュルーム(缶詰め・スライスタイプ)………………15g
- グリーンピース(冷凍)………5g
- 塩……………ミニ½弱(0.5g)
- こしょう……………………少量

●卵カレー
- ごはん……………………200g
- ゆで卵…………………1個(55g)
- じゃが芋……………………50g
- 玉ねぎ………………………50g
- にんじん……………………10g
- にんにくとしょうがのみじん
  切り…………………………少量
- バター……………小さじ2½(10g)
- 小麦粉……………大さじ1(9g)
- カレー粉…………小さじ1½(2g)
- a ┌ 水………………1½ｶﾂﾌﾟ(300㎖)
  │ 固形ブイヨン
  │ ……………………¼個(1g)
  └ ロリエ………………⅙枚
- 塩………………ミニ½(0.6g)
- きゅうりのピクルス………10g
- スタッフドオリーブ…………5g

●オムライス
- ごはん……………………200g
- 鶏胸肉(皮なし)……………20g
- 玉ねぎ………………………40g
- バター……………小さじ2½(10g)
- 酒…………………小さじ1(5g)
- 塩………………ミニ¼(0.3g)
- こしょう……………………少量
- トマトケチャップ
  …………………大さじ1(15g)
- グリーンピース(冷凍)………15g
- 卵………………………1個(55g)
- 塩……………………少量(0.1g)
- 油…………………小さじ½(2g)

- トマトケチャップ
  …………………大さじ1(15g)
- パセリ………………………少量

●肉みそ冷やしラーメン
- 生中華めん………………150g
- きゅうり……………………50g
- ねぎ…………………………30g
- 肉みそ ┌ 豚ひき肉………………30g
       │ にんにくのみじん切り……少量
       │ ごま油……大さじ½(6g)
       │ 赤みそ…小さじ1⅓(8g)
       │ しょうゆ…小さじ⅓(2g)
       │ 砂糖……小さじ⅓(1g)
       │ 豆板醤…小さじ⅓(2g)
       └ 水………大さじ1(15㎖)

＊野菜はもやし、貝割れ大根、にんじん、セロリなどでも。

●スパゲティボンゴレ
- スパゲティ……………乾80g
- アサリ(砂抜きしたもの)……
  ………30g(殻つきで75g)
- a ┌ にんにくと赤とうがらしの
  └ みじん切り………………少量
- オリーブ油………大さじ½(6g)
- 白ワイン…………大さじ1(15g)
- 塩………………ミニ1弱(1g)
- こしょう……………………少量
- パセリのみじん切り………少量

肉みそ冷やしラーメン

① きゅうりは縦にせん切りにし、ねぎは縦にせん切りにして水にさらす。
② なべにごま油を温め、にんにくをいためて香りを出し、肉を入れていため、調味料と水を加えて煮詰める。
③ めんはゆでて水にとって洗い、水けをきって器に盛り、きゅうり、ねぎをのせ、②の肉みそをかける。

スパゲティボンゴレ

① スパゲティはたっぷりの湯でかためにゆで、水けをきっておく。
② アサリは殻をこすり合わせて洗う。
③ 油を熱し、aをいためて香りを出し、アサリを入れてワインをふり、ふたをして蒸し焼きにする。
④ 殻が開いたら、塩、こしょうで味をととのえ、スパゲティを入れて混ぜ合わせる。
⑤ 器に盛り、パセリを散らす。

良質のたんぱく質がとれる主菜

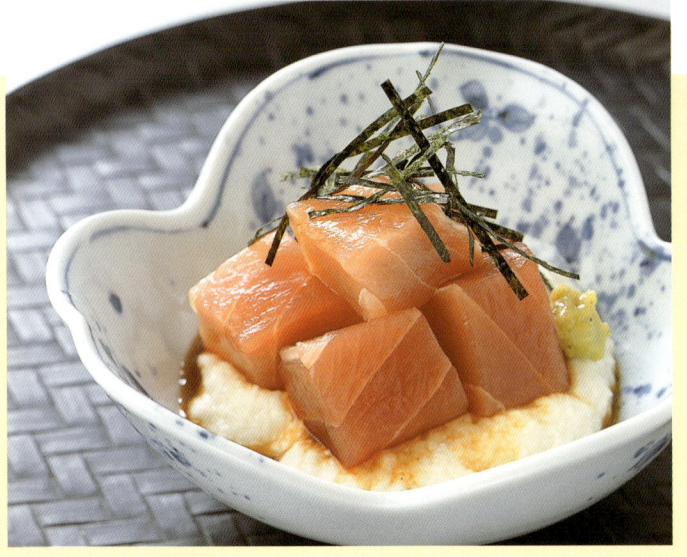

マグロの山かけ

マグロは良質のたんぱく質を含むだけでなく、鉄分も多い食品です。山芋のたんぱく質と組み合わせると、お互いのたんぱく質が補い合って質が高まるうえ、ボリュームも出ます。

サケのワイン蒸しマヨネーズソース

マヨネーズに牛乳と練りがらしを混ぜると、いつもとは違った味のバリエーションを楽しめます。野菜には味をつけなくても、魚の蒸し汁とこのソースで充分に食べられます。

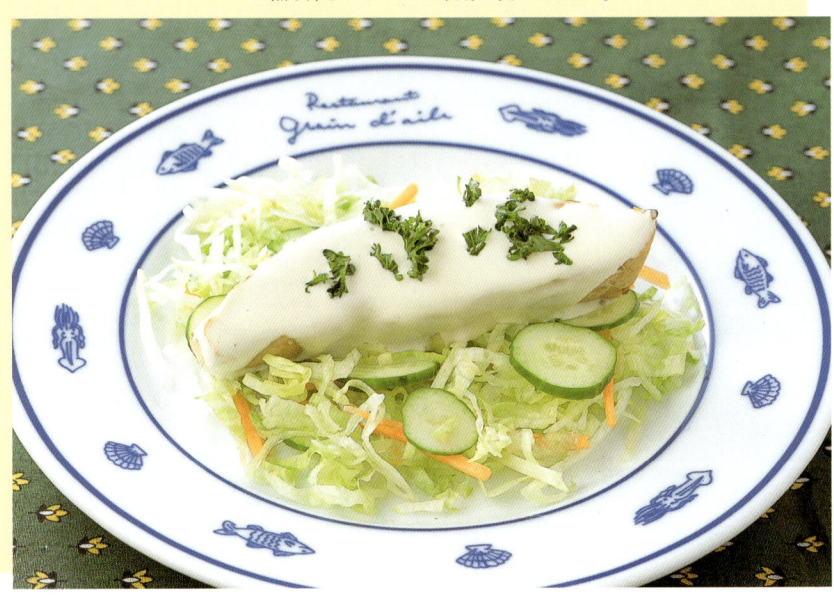

●作り方は120ページ

● 一品料理

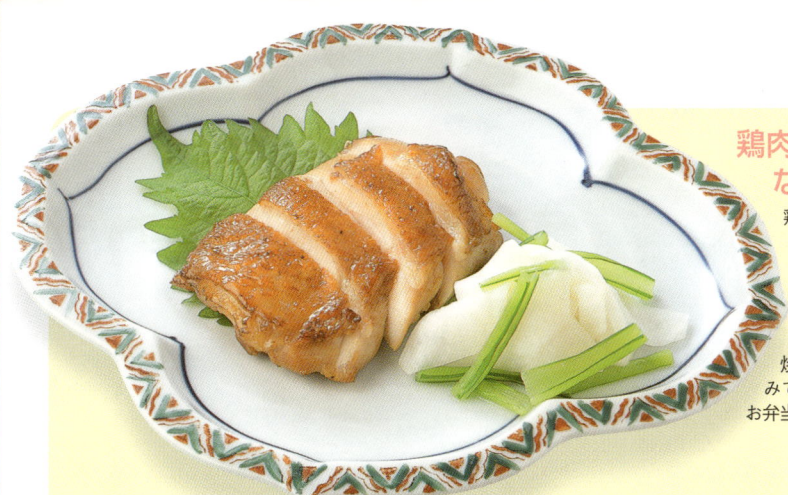

鶏肉の なべ照り焼き

鶏肉は皮目を香ばしく焼いて照りよく仕上げます。ごはんの上にのせて丼物にしてもよいでしょう。甘辛味の焼き汁がごはんにしみてさめてもおいしく、お弁当にも向いています。

豚肉のしょうが焼き

添え用のこんにゃくは、肉といっしょにつけ汁につけておくと味がよくなじみます。肉を焼いたあとのフライパンにこんにゃくを入れ、肉汁を充分にからませるのがポイントです。

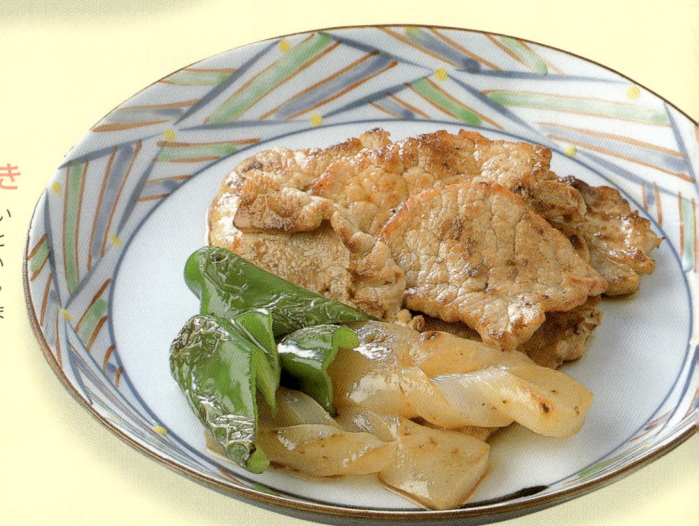

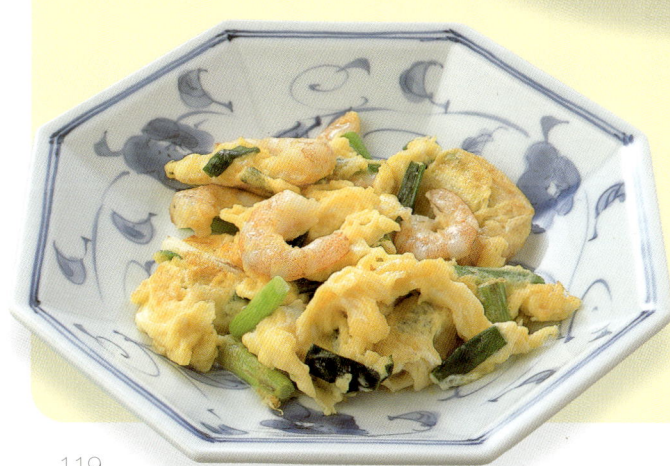

中国風いり卵

いり卵は朝食メニューのレギュラー格。最優秀のたんぱく質源の卵に、エビやカニ、野菜を加えると夕食のメイン料理になるだけでなく、たんぱく価もぐっとアップします。

良質のたんぱく質がとれる主菜

●118ページ参照

マグロの山かけ

① マグロは角切りにし、しょうゆの半量をからめる。山芋はすりおろす。
② マグロと山芋を盛ってわさびを添え、残ったしょうゆをかけ、のりを飾る。

サケのワイン蒸しマヨネーズソース

① サケに塩、こしょうをふり、下味をつける。
② 平なべにサケを入れ、ワインと酢水を加えてふたをし、蒸し煮にして火を通し、そのまま冷やす。ラップをかけて電子レンジで加熱してもよい。
③ マヨネーズと牛乳を混ぜ合わせ、練りがらしを混ぜる。
④ レタス、にんじんはせん切りにし、きゅうりは輪切りにして合わせ、水に放してパリッとさせて水けをきる。
⑤ 皿に④の野菜を盛り、サケをのせてソースをかけ、パセリをふる。

鶏肉のなべ照り焼き

① 鶏肉は皮目にフォークで穴をあけ、しょうゆ、酒をふりかけておく。
② フライパンに油を熱し、鶏肉を皮から焦げ目をつけるように焼き、裏返してふたをし、蒸し焼きにして中まで火を通す。
③ 最後につけ汁と砂糖、みりんを入れてからめ、とり出して切り分ける。
④ かぶはいちょう切りにし、葉は3cmくらいに切って塩をふり、しんなりしたら軽く絞る。
⑤ 皿に青じそを敷き、鶏肉を盛り、④のかぶの浅漬けを添える。

豚肉のしょうが焼き

① 豚肉は一口大に切り、しょうゆ、酒、みりん、しょうが汁を合わせた中に15分ほどつける。
② こんにゃくは薄切りにして中央に縦に切り込みを入れ、端をくぐらせて手綱形にし、下ゆでする。水けをきって①のつけ汁につける。
③ ピーマンは乱切りにする。
④ フライパンに油を熱し、肉の両面を焼いてつけ汁を入れてからめ、とり出す。
⑤ 同じフライパンにこんにゃくとピーマンを入れ、残った焼き汁をからめるようにし、焦げ目がつくように焼く。
⑥ 肉に⑤を添えて盛る。

中国風いり卵

① エビはaをふっておき、かたくり粉をまぶして油でいためてとり出す。
② 青ねぎは3cm長さに切る。
③ 卵は割りほぐし、エビとねぎと塩を混ぜ、油を熱した中華なべに流しいれ、大きくかき混ぜていためる。

●材料（1人分）

●マグロの山かけ
- マグロ（刺し身用）……… 40 g
- 山芋………………………… 60 g
- しょうゆ………… 小さじ1（6 g）
- 練りわさび……………………… 少量
- 刻みのり………………………… 少量

●サケのワイン蒸し マヨネーズソース
- ┌ サケ……………… 1切れ（70 g）
- └ 塩………………… ミニ½（0.6 g）
- ┌ こしょう……………………… 少量
- │ 白ワイン………… 小さじ1（5 g）
- │ 酢と水
- └ …………合わせて大さじ1（15mℓ）
- ┌ マヨネーズ… 大さじ1強（15 g）
- │ 牛乳…………… 小さじ2（10mℓ）
- └ 練りがらし…………………… 少量
- ┌ レタス………………………… 20 g
- │ きゅうり……………………… 10 g
- └ にんじん……………………… 3 g
- パセリのみじん切り…… 少量

●鶏肉のなべ照り焼き
- ┌ 鶏もも肉……………… 80 g
- │ しょうゆ……… 小さじ1（6 g）
- └ 酒……………… 小さじ1（5 g）
- 油……………………… 小さじ1（4 g）
- ┌ 砂糖…………… 小さじ1（3 g）
- └ みりん………… 小さじ½（3 g）
- ┌ かぶ………………………… 30 g
- │ かぶの葉…………………… 5 g
- └ 塩……………… ミニ½弱（0.5 g）
- 青じそ………………………… 1枚（1 g）

●豚肉のしょうが焼き
- 豚もも薄切り肉…………… 80 g
- こんにゃく………………… 30 g
- ピーマン…………………… 20 g
- ┌ しょうゆ……… 小さじ1（6 g）
- │ 酒……………… 小さじ1（5 g）
- │ みりん………… 小さじ1（6 g）
- │ しょうが汁
- └ ……………… 小さじ½（2.5mℓ）
- 油……………………… 小さじ1（4 g）

●中国風いり卵
- ┌ 卵………………… 1個（55 g）
- └ 塩………………… 少量（0.1 g）
- シバエビ（殻と背わたを除く）
- ……………………………… 15 g
- a ┌ 酒……………… 小さじ1（5 g）
-   └ しょうが汁…………… 少量
- かたくり粉………………… 適量
- ┌ 油……………… 小さじ¼（1 g）
- │ 青ねぎ……………………… 10 g
- └ 油……………… 小さじ1（4 g）

「アミノ酸スコア」とは？
（34ページ参照）

たんぱく質を構成するアミノ酸のうち、体の中で作られない9種類のアミノ酸を「必須アミノ酸」といいます。それらがバランスよく含まれていると体の中で有効にたんぱく質として使われます。そこで、バランスのよさを「アミノ酸スコア」で表わし、その数値が高いものを「良質のたんぱく質」とします。

一般に動物性食品のほうが、植物性たんぱく質よりアミノ酸スコアが高いのですが、いくつかの食品を組み合わせて食べることで少ないアミノ酸が互いに補い合って、たんぱく質の質が高まります。このことからも、バランスよく食べることがたいせつであることがわかります。

アミノ酸スコア

100	卵 牛乳 魚 牛肉（脂身なし） 豚肉（脂身なし） 鶏肉（皮なし）
90～99	チーズ
80～89	アサリ シバエビ 大豆 豆腐
70～79	ホタテガイ タコ イカ
60～69	米 じゃが芋
50～59	ほうれん草 きゅうり
40～49	小麦粉 トマト

科学技術庁「アミノ酸組成表」より

一品料理の作り方

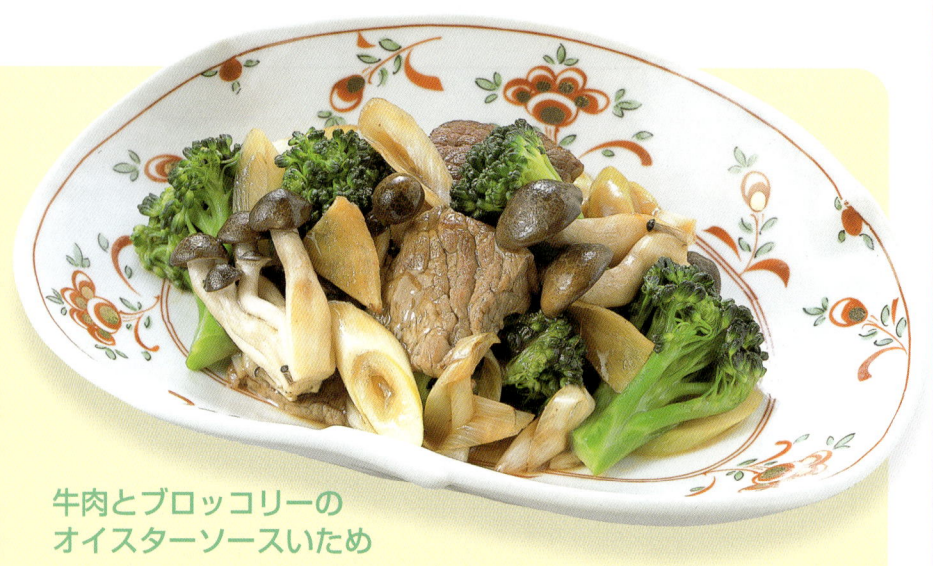

たんぱく質をおさえた主菜

牛肉とブロッコリーの
オイスターソースいため

牛肉の少なさを野菜やきのこでカバーします。にんにく、オイスターソースがそれぞれの食材の持ち味を引き立てて、主菜としての存在をアピールします。

ビーフシチュー

寒いときに心も体も温まるシチュー。家族の分もいっしょに、じっくりと煮込むとおいしく仕上がります。だし、盛りつけるときに、1人分の分量を守ってください。

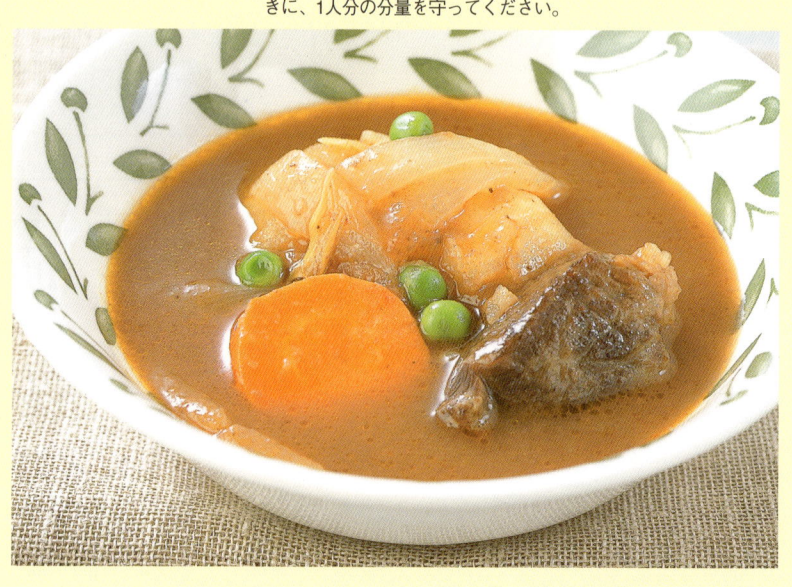

●作り方は124ページ

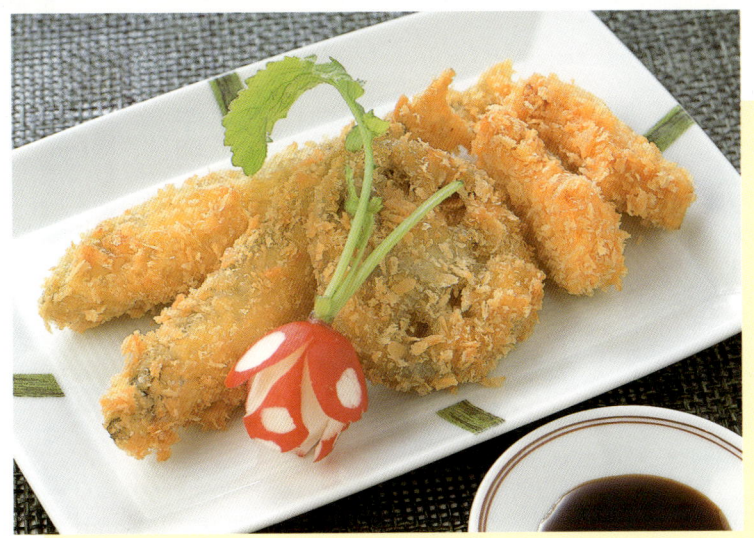

ワカサギと野菜のフライ

淡白な味のワカサギは、フライやから揚げにするのがベストです。エネルギーも高くなり、しかも、まるごと食べられるので、カルシウム、鉄分もとれます。

キツネッツ

油揚げとチーズ、この2つの食材の相性のよさに思わず感動する一品です。チーズの塩けで充分食べられますが、ひとたれのしょうゆで意外に、ごはんのおかずにもなります。

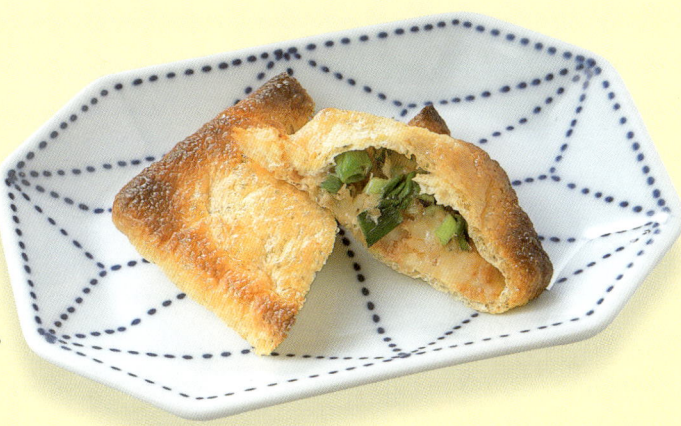

五目豆

さまざまな食品の彩りと食感を楽しめる五目豆です。分量や盛りつけ方のくふうで、主菜に副菜にと多彩に登場させることができ、常備菜としておすすめの一品です。

●一品料理

たんぱく質をおさえた主菜

●122ページ参照

牛肉とブロッコリーのオイスターソースいため

① 牛肉は一口大に切り、塩、こしょうをふって下味をつける。
② ブロッコリーは小房に分けてゆで、しめじは軸先を切ってさっとゆでる。ねぎはぶつ切りにする。
③ 中華なべに油を熱し、aとねぎをためて香りを出し、牛肉をいためる。
④ 肉の色が変わったらブロッコリーとしめじをいため、調味料を加えて混ぜ、水どきかたくり粉でとろみをつける。
⑤ 最後に香りづけにごま油を加える。

ビーフシチュー

① 牛肉は角切りにし、塩とこしょうで下味をつけ、小麦粉をまぶす。
② 玉ねぎはくし形に切る。じゃが芋は一口大に切って水にさらす。にんじん

は輪切りにする。
③ バターを熱し、牛肉を入れてまわりが色づくようにいため、なべに移してアルコールを飛ばし、ワインを加えてaを加え、アクを除いて30分煮る。
④ 玉ねぎを油でいため、色づいたら肉のなべに加え、にんじん、じゃが芋を加えて、弱火でさらに20分煮る。
⑤ bを混ぜて加えてとろみをつけ、塩、こしょう、グリーンピースを入れる。

ワカサギと野菜のフライ

① かぼちゃはくし形に切って皮をむく。れんこんは輪切りにし、酢水（分量外）につけて水けをきる。
② ワカサギと①の野菜に、小麦粉をまぶし、とき卵をくぐらせてパン粉をつけ、170度の油でカラリと揚げる。
③ ラディッシュは飾り切りにし、水に放し、揚げ物に添える。ソースをつけて食べる。

キツネッツ

① 油揚げは油抜きし、袋に開く。
② チーズ、小ねぎ、削りガツオを油揚げに詰める。ねぎと削りガツオは詰めないで焼いてからかけてもよい。
③ しょうゆをたらしてようじでとめ、焼き網やオーブントースターで焼く。

五目豆

① こんぶ、干ししいたけは水につけてもどす。もどし汁はとっておく。
② 大豆とさやえんどう以外の材料を1cm角に切る。こんにゃくは下ゆでし、ごぼう、れんこんは水にさらす。
③ さやえんどうはさっとゆで、水にとって1cmくらいに切る。
④ なべにゆで大豆と②を入れ、もどし汁と調味料を加え、20分くらい煮る。
⑤ 器に盛ってさやえんどうを散らす。

●材料（1人分）

●牛肉とブロッコリーのオイスターソースいため
- 牛もも薄切り肉……… 30g
- 塩……… ミニ1/6(0.2g)
- こしょう……… 少量
- ブロッコリー……… 60g
- しめじ・ねぎ……… 各30g
- a［にんにくとしょうがの薄切り……… 少量
- 油……… 大さじ1/2(6g)
- ┌オイスターソース
- │　　　……… 大さじ1/2強(10g)
- │しょうゆ……… 小さじ1/3(2g)
- │砂糖……… 小さじ1/2(1.5g)
- └酒……… 小さじ1(5g)
- ┌かたくり粉…小さじ1/2(1.5g)
- └水……… 小さじ1(5mℓ)
- ごま油……… 小さじ1(4g)

●ビーフシチュー
- ┌牛肩かたまり肉……… 30g
- │塩……… ミニ1/6(0.2g)
- │こしょう……… 少量
- │小麦粉……… 適量
- └バター……… 小さじ1/2(2g)
- 赤ワイン……… 大さじ1(15g)
- ┌玉ねぎ……… 40g
- └油……… 小さじ1/4(1g)
- じゃが芋……… 60g
- にんじん……… 20g
- ┌トマトピューレー
- │　　　……… 大さじ2(30g)
- a│水……… 1 1/2カップ(300mℓ)
- │固形ブイヨン…1/4個(1g)
- └ロリエ……… 1/4枚
- ┌バター……… 小さじ1 1/4(5g)
- b│小麦粉……… 小さじ1 2/3(5g)
- │塩……… ミニ1/3(0.4g)
- └こしょう……… 少量
- グリーンピース……… 5g

●ワカサギと野菜のフライ
- ワカサギ……… 50g
- かぼちゃ……… 20g
- れんこん……… 10g
- 小麦粉・卵・パン粉……各適量
- 揚げ油……… 適量
- 中濃ソース……… 大さじ1/2(9g)
- ラディッシュ（葉つき）
- ……… 1個(10g)

●キツネッツ
- 油揚げ……… 1/2枚(15g)
- ┌プロセスチーズ（角切り）…
- │　　　……… 10g
- │小ねぎの小口切り……… 5g
- │削りガツオ……… 5g
- └しょうゆ……… 小さじ1/6(1g)

●五目豆
- ゆで大豆……… 10g
- こんぶ……… もどして10g
- 干ししいたけ……1/2枚(乾1g)
- こんにゃく・ごぼう……各20g
- にんじん・れんこん……各20g
- ┌こんぶとしいたけのもどし汁
- │　　　……… 1/4カップ(50mℓ)
- │酒……… 小さじ1/2弱(2g)
- │砂糖……… 小さじ1/3(1g)
- │みりん……… 小さじ1/3(2g)
- │うす口しょうゆ
- └　　　……… 小さじ1(6g)
- さやえんどう……… 5g

一品料理の作り方

少ないたんぱく質を多く見せるテクニック

●魚は1尾のまま、貝は殻つきで
魚介の半分以上が頭や骨や殻の重さなので、切り身やむき身より、見た目に大きく、豪華です。

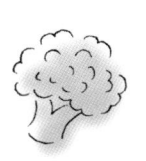

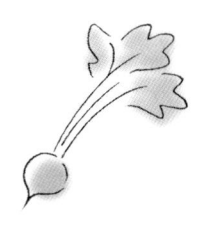

●肉は薄切りをじょうずに使う
豚カツやステーキに薄切り肉を使うと、厚切り肉よりかさが増えて見えます。さらに、野菜をはさんだり巻いたりすると、ボリュームが出ます。

●衣をつけて天ぷらやフライに
エビの場合、腹側に曲がらないよう切れ目を入れ、よくのばしておくと大きく見えます。

●カレー、チャーハン、ピラフ、炊き込みごはんに
小さめに切って混ぜると、少なさを感じません。

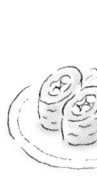

カリウムと塩分をおさえた副菜

じゃが芋のサワーサラダ

じゃが芋は細かく切ると、ゆで時間が短縮され、カリウムも除去されやすくなります。熱いうちにドレッシングを混ぜ、ホクホクと。

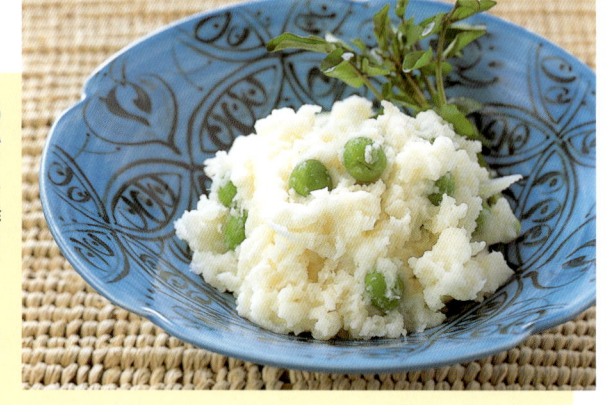

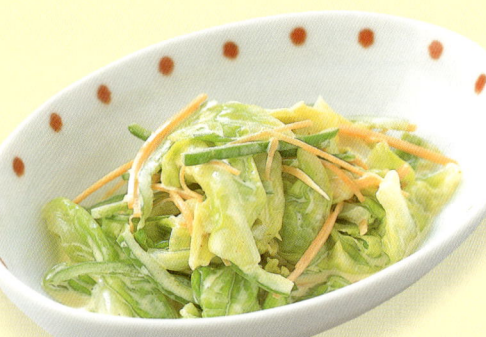

キャベツのカレーマヨネーズサラダ

キャベツはいったんゆでこぼしてカリウムを除きます。マヨネーズに酢とカレー粉を入れると、くどさを感じません。

白菜とみかんのサラダ

旬のやわらかい白菜のサラダはこれに限ります。うす味だからこそ、かんきつ類独特の甘ずっぱさが生きてきます。

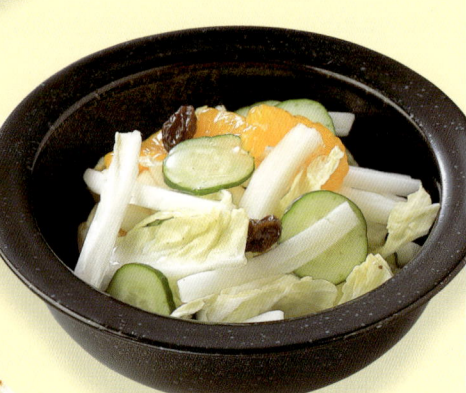

はりはり大根

さっとできる常備菜です。切り干し大根のコリコリとした歯ざわりとピリッと辛い酢味で、うす味でも食欲をそそります。

●作り方は128ページ

大根のいためなます

紅白なますに比べ、切り方が拍子木切りで切りやすく、作り方も簡単です。大根とにんじんはゆでこぼしてからいためます。

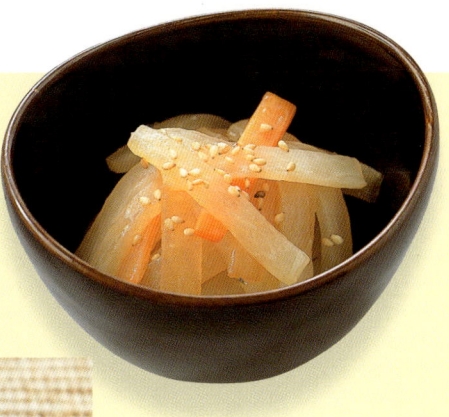

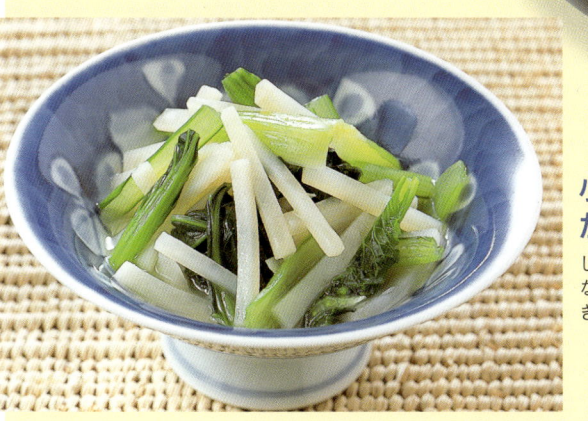

小松菜とじゃが芋のからし浸し

じゃが芋の白さと歯ごたえがさわやかな一品。歯ごたえを残すよう、ゆですぎないようにすることがポイントです。

こんにゃくのピリ辛いため

ごま油の香りととうがらしがアクセントになってうす味をカバーします。とうがらしは七味でも、一味でも、お好みのものを。

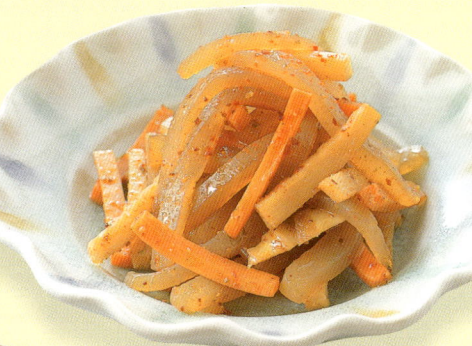

にんにくの茎とはるさめのオイスターソースいため

にんにくの茎の独特な味がオイスターソースによくマッチしています。強火でさっといため、シャキッと仕上げます。

一品料理

カリウムと塩分をおさえた副菜

じゃが芋のサワーサラダ

① じゃが芋は乱切りにして水にさらし、水から20分ゆでる。ゆで汁を捨て、再び火にかけて粉吹き芋にし、熱いうちにつぶす。
② 玉ねぎは薄切りにし、水にさらして水けをきる。グリーンピースは色よくゆでる。
③ ドレッシングの材料を混ぜ合わせ、①②をあえる。
④ 器に盛りつけてクレソンを添える。

キャベツのカレーマヨネーズサラダ

① キャベツは短冊に切り、さっとゆでてさます。
② にんじん、ピーマンは細いせん切りにする。
③ ドレッシングの材料を混ぜ合わせ、食べる直前にキャベツの材料を混ぜ合わせ、にんじん、ピーマンをあえる。

白菜とみかんのサラダ

① 白菜は軸と葉に分け、軸は4㎝長さに切って縦にせん切りにする。葉は食べやすく刻む。
② みかんは缶汁をきっておく。きゅうりは輪切りにし、レーズンは湯につけてもどす。
③ ドレッシングの材料を混ぜ合わせ、①②をあえる。

はりはり大根

① 切り干し大根は洗って水につけてもどし、さっとゆでて水けをきり、食べやすい長さに切る。
② にんじんはせん切りにする。
③ 調味料に赤とうがらしを加え、切り干し大根とにんじんをつける。味がなじむまで30分以上おく。

大根のいためなます

① 大根、にんじんは5〜6㎝長さの短冊切りにし、カリウムを除くため、いったんゆでこぼす。
② 厚手のなべに油を熱し、大根とにんじんをいためる。油がまわったら、だしと砂糖、塩、しょうゆを入れ、歯ごたえが残るように5分くらい煮る。
③ 最後に酢を入れて火を止め、器に盛ってごまをふる。

小松菜とじゃが芋のからし浸し

① じゃが芋は5㎜角の拍子木に切って水にさらし、5分くらいゆでてざるにとり、さます。
② 小松菜は5㎝長さに切ってゆで、水にとってさます。
③ aを合わせ、じゃが芋と小松菜をあえる。

●126ページ参照

●材料（1人分）

●じゃが芋のサワーサラダ
- じゃが芋……………… 40g
- 玉ねぎ………………… 10g
- グリーンピース……… 8g
- ドレッシング
  - サワークリーム…… 15g
  - ワインビネガー……………… 大さじ½(7.5g)
  - 塩………………… ミニ¼(0.3g)
  - こしょう……………… 少量
- クレソン………………… 1枝(3g)

●キャベツのカレーマヨネーズサラダ
- キャベツ……………… 60g
- にんじん……………… 5g
- ピーマン……………… 10g
- ドレッシング
  - マヨネーズ…… 小さじ2½(10g)
  - 酢………………… 小さじ1(5g)
  - カレー粉…… 小さじ¼(0.5g)

＊キャベツはさやいんげん、もやしでもよい。

●白菜とみかんのサラダ
- 白菜……………………… 40g
- みかん（缶詰め）……… 30g
- きゅうり……………… 10g
- レーズン……………… 5g
- ドレッシング
  - 酢………………… 小さじ1(5g)
  - 油………………… 大さじ½(6g)
  - 塩………………… ミニ¼(0.3g)

●はりはり大根
- 切り干し大根………… 乾5g
- にんじん……………… 5g
- 酢………………… 小さじ1(5g)
- うす口しょうゆ………… 小さじ⅓(2g)
- 赤とうがらし…………… ¼本

＊好みでにんにくのみじん切りを加えてもよい。

●大根のいためなす
- 大根……………………… 50g
- にんじん……………… 10g
- 油………………… 小さじ1(4g)
- だし……………… 大さじ1(50mℓ)
- 砂糖……………… 小さじ1(3g)
- 塩………………… ミニ¼(0.3g)
- しょうゆ………… 小さじ½(3g)
- 酢………………… 小さじ1(5g)
- いりごま………… 小さじ⅓(1g)

●小松菜とじゃが芋のからし浸し
- じゃが芋・小松菜……… 各25g
- a
  - うす口しょうゆ……… 小さじ½(3g)
  - だし……………… 大さじ2(30mℓ)
  - 練りがらし…………… 少量

●こんにゃくのピリ辛いため
- こんにゃく（糸こんにゃくでもよい）…… 50g
- ゆで竹の子…………… 15g
- にんじん……………… 10g
- 油………………… 小さじ1(4g)
- だし……………… 大さじ1(15mℓ)
- 砂糖……………… 小さじ1(3g)
- しょうゆ……… 小さじ1弱(5g)
- ごま油……………… 小さじ¼(1g)
- 七味とうがらし………… 少量

●にんにくの茎とはるさめのオイスターソースいため
- にんにくの茎………… 40g
- 緑豆はるさめ………… 乾10g
- 油………………… 大さじ½(6g)
- オイスターソース…… 小さじ½(3g)
- しょうゆ………… 小さじ½(3g)
- 砂糖……………… 小さじ1(3g)

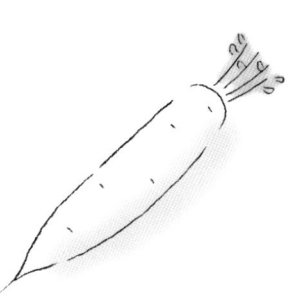

こんにゃくのピリ辛いため

① こんにゃくは4～5cm長さの拍子木に切ってゆでる。
② 竹の子、にんじんも同じくらいの長さの拍子木に切る。
③ フライパンに油を熱し、①②を入れていため、だし、砂糖、しょうゆを入れ、混ぜながらいりつけ、仕上げにごま油をたらす。
④ 器に盛って七味をふる。

にんにくの茎とはるさめのオイスターソースいため

① にんにくの茎は4cm長さに切り、さっとゆでる。
② はるさめは1分ゆでてもどし、水洗いし、水けをきって4～5cm長さに切る。
③ フライパンに油を熱し、にんにくの茎をさっといため、調味料を入れて煮立てる。はるさめを加え、汁けを吸わせるように混ぜる。

治療用特殊食品を使った料理

冷ややっこ

シルキーは味が淡白なので、いろいろバリエーション豊かに使えます。きな粉や黒みつをかけてくずもち風に、カスタードクリームをかけてプディング風にと、おやつにも応用可能です。

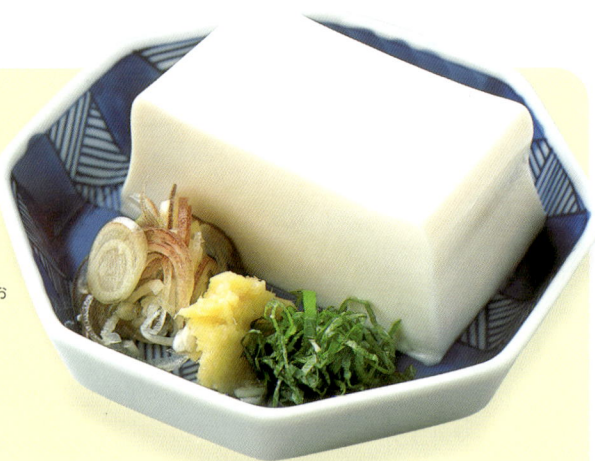

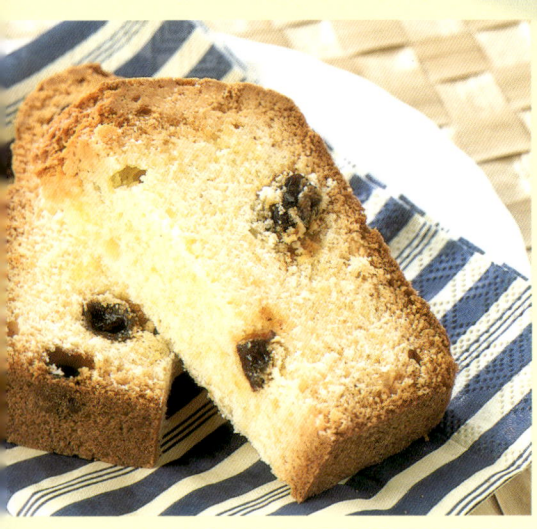

レーズンケーキ

MCTパウダーと低たんぱく小麦粉を使ったパウンドケーキです。この材料をベースに、お好みのドライフルーツを入れて楽しみましょう。

たんぱく質をおさえたいときに①

治療用特殊食品を使ってバラエティ豊かな食生活を！（41、48ページ参照）

●米

写真のような米からたんぱく質を減らした低たんぱく米と、でんぷんを米粒状に成形したでんぷん米がある。いずれも炊飯器で普通に炊けるが、でんぷん米は炊くときに釜底にくっつきやすいなどの難点がある。制限に合わせて米をブレンドすることも可能。まとめて炊いて1回分ずつ冷凍しておくと便利で、しかも味がこなれて食べやすくなる。

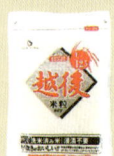

1/12.5越後米粒タイプ
100gあたり
たんぱく質	0.38g
エネルギー	299.5kcal

●レトルトごはん

たんぱく質を減らす加工をした米を炊いてパックしたごはん。たんぱく質量が普通のごはんの1/3〜1/25と種類も豊富で、自分の制限に合ったものを選ぶことができる。

ゆめごはん1/25
1パック180gあたり
たんぱく質	0.2g
エネルギー	292kcal

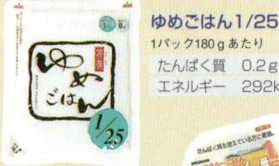

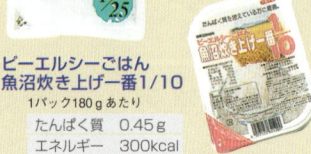

ピーエルシーごはん 魚沼炊き上げ一番1/10
1パック180gあたり
たんぱく質	0.45g
エネルギー	300kcal

●作り方は132ページ

一品料理

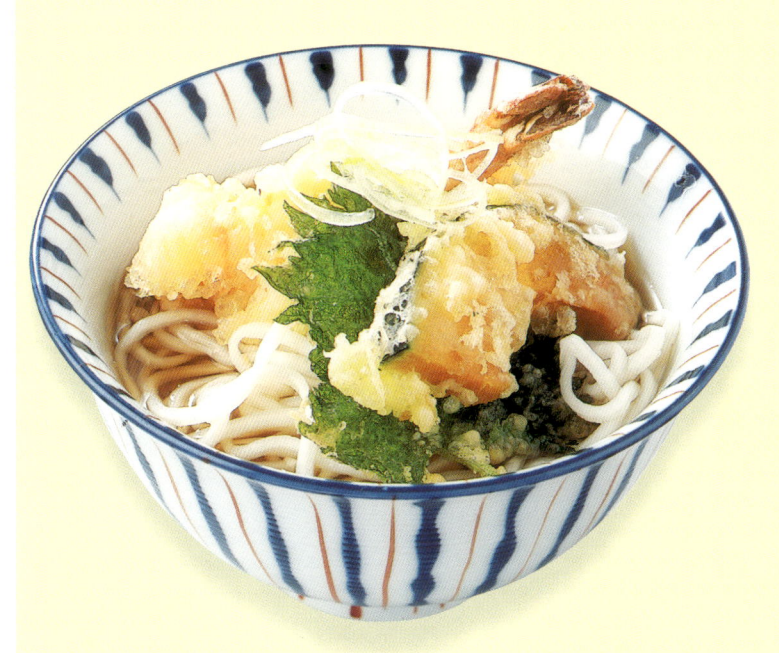

天ぷらうどん

低たんぱくうどんを使えば、そのぶん大きなエビの天ぷらうどんを堪能できます。ほかに、きつね、おかめうどんに、しっかりとしたコシのあるうどんが楽しめます。

●シルキー

たんぱく質は普通の豆腐の1/4、エネルギーは2倍。加熱料理には不向き。

レナケアーシルキー
1個（128g）あたり
たんぱく質	1.4g
エネルギー	140kcal

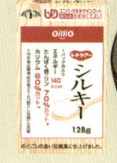

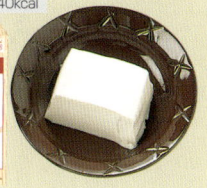

●小麦粉

低たんぱく小麦粉は、たんぱく質量が普通品の2/3程度。便利なホットケーキミックスもある。

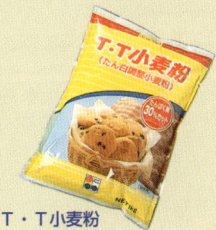

T・T小麦粉
100gあたり
たんぱく質	5.3g
エネルギー	355kcal

●うどん

写真の低たんぱくうどんは、そばやそうめんのタイプもある。いずれもたんぱく質量は乾100gで3g弱、普通品の1/3～1/5。たんぱく質微量のでんぷんうどんもある。ゆでるときは、たっぷりの湯で、かためにゆでるのがコツ。くっつきやすいので、混ぜながらゆで、ゆで湯に少量の油を入れるか、ゆで上がりに油をまぶすとよい。

げんたうどん
乾めん100gあたり
たんぱく質	1.9g
エネルギー	352kcal

現在では取り扱っていない商品もありますので、48ページの入手先にお問い合わせください。

治療用特殊食品を使った料理

冷ややっこ

① 青じそはせん切りにし、みょうがは薄い輪切りにする。
② シルキーを器に盛り、青じそとみょうが、おろししょうがを薬味として添える。
③ 食べるときに減塩しょうゆをかける。

レーズンケーキ

① a を合わせてふるっておく。
② レーズンはブランデーにつけておく。
③ ボールに無塩バターを入れてやわらかくなるまで混ぜ、砂糖を加えてさらによく混ぜ、割りほぐした卵を少しずつ加えて混ぜる。
④ ふるった粉を加えてさっくり混ぜ、②のレーズンを加えて混ぜる。
⑤ パウンド型に流し入れ、170度のオーブンで40分焼く。

天ぷらうどん

① エビは背わたをとり、尾と1節を残して殻をむき、腹側に包丁で切れ目を入れて曲がらないようにのばす。
② かぼちゃは5mm厚さのくし形に切る。
③ とき卵に冷水を混ぜ、小麦粉をふり入れて太いはしでさっくりと混ぜ、衣を作る。
④ エビとかぼちゃは全体、青じそは裏側に衣をつける。エビは170度、野菜は165度の油でカラリと揚げる。
⑤ うどんはたっぷりの湯で混ぜながらゆで、水にとってよく洗い、ざるにあげる。
⑥ つゆの材料を煮立てる。ねぎは輪切りにして水にさらす。
⑦ うどんを熱湯で温めて丼に入れ、つゆをかけて天ぷらをのせ、さらしねぎを飾る。

⑥ 完全にさましてから切る。

たんぱく質をおさえたいときに ②

●パン

写真のクロワッサン風パンのほか、ロールパンや食パンがある。いずれもたんぱく質は普通品の1/2程度、塩分は1/3〜1/2。

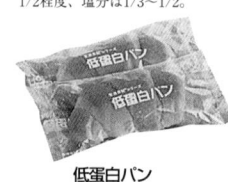

低蛋白パン
1個（50g）あたり
たんぱく質　1.9g
エネルギー　221kcal
塩分　0.3g

●もち

写真の低たんぱくもちはたんぱく質が普通品の1/5程度だが、味は良好。でんぷんもちもあるが、これは粘りが非常に強い。

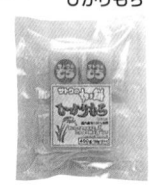

ひかりもち
1個（50g）あたり
たんぱく質　0.4g
エネルギー　109kcal

●スパゲティ

写真の低たんぱくスパゲティはイタリアからの輸入品。たんぱく質量は普通品の1/20以下と少ないが、味は美味で好評。マカロニ、中華めんタイプもある。ほかにでんぷんスパゲティで、ゆで時間は少々かかるが、焼きそば、ラーメンなどにも使える製品もある。

低たんぱくスパゲッティタイプ
乾めん100gあたり
たんぱく質　0.6g
エネルギー　344kcal

●130ページ参照

"スパゲティ"を"低たんぱくスパゲティ"にかえると

- 普通のスパゲティ
  ゆでて200g（乾80g）
  たんぱく質 10.4g

▼

- 低たんぱくスパゲティ
  ゆでて200g（乾90g）
  たんぱく質 0.2g

10.4−0.2＝10.2

たんぱく質 **10.2g** をおかずにまわせます！

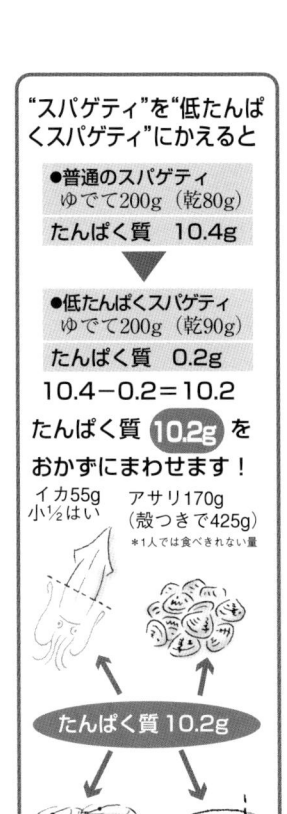

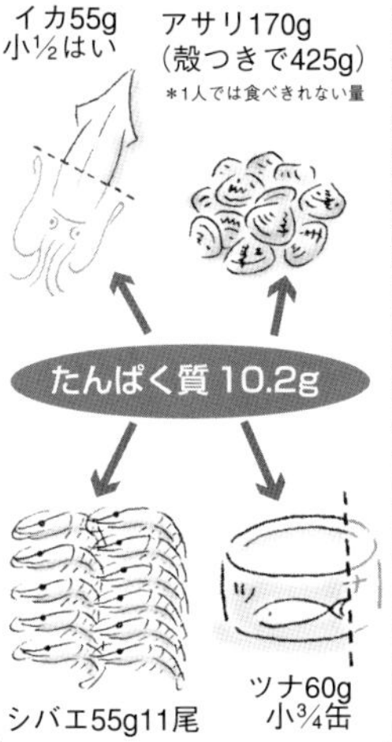

イカ55g 小1/2はい
アサリ170g（殻つきで425g）
*1人では食べきれない量

たんぱく質 10.2g

シバエ55g11尾
ツナ60g 小3/4缶

●材料（1人分）

●冷ややっこ
- シルキー……80g
- 薬味
  - 青じそ……1枚（1g）
  - みょうが……5g
  - おろししょうが……少量
- 減塩しょうゆ……小さじ1 2/3（10g）

●レーズンケーキ
（パウンド型大1本分・8人分）
- a
  - MCTパウダー……40g
  - 低たんぱく小麦粉……240g
  - ベーキングパウダー……小さじ1（4g）
- レーズン……90g
- ブランデー……大さじ1（15g）
- 無塩バター……180g
- 砂糖……180g
- 卵……3個（165g）

＊パウンド型の大きさに合わせて分量を適宜調節する。

●天ぷらうどん
- 低たんぱくうどん……乾65g
- つゆ
  - だし……1 1/2カップ（300mℓ）
  - しょうゆ……大さじ1（18g）
  - みりん……大さじ1/2（9g）
- エビ（無頭・殻つき）……1尾（20g）
- かぼちゃ……20g
- 青じそ……1枚（1g）
- 衣
  - 小麦粉……大さじ1強（10g）
  - 卵……5g
  - 冷水……大さじ1（15mℓ）
- 揚げ油……適量
- ねぎ……5g

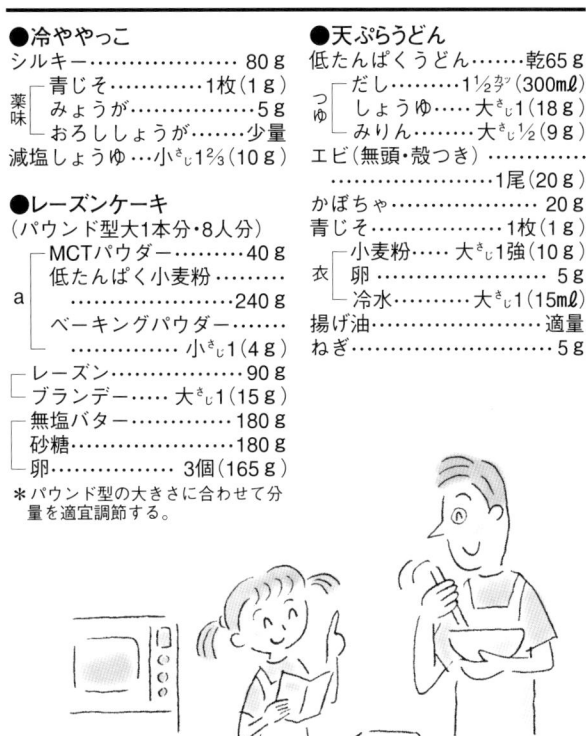

一品料理の作り方

●レトルトのおかず

たんぱく質は1食分で3〜6g、塩分は1g前後。ハンバーグ、シチュー、おでん、肉じゃが、ひじきの煮物など、多種多様。

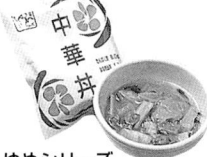

ゆめシリーズ 中華丼 1袋（150g）あたり
- たんぱく質 6.0g
- 塩分 1.1g
- エネルギー 136kcal

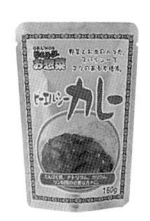

ピーエルシーカレー 1袋（160g）あたり
- たんぱく質 4.0g
- 塩分 1.1g
- エネルギー 174kcal

●カップめん

たんぱく質は普通品の約1/2。塩分もおさえてあるが、汁は残すようにする。多食は避けて、たまのお楽しみに。

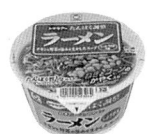

レナケアーたんぱく調整ラーメン 1袋（72.2g）あたり
- たんぱく質 3.2g
- 塩分 2.6g
- エネルギー 327kcal

レナケアーたんぱく調整焼きそば 1袋（107.8g）あたり
- たんぱく質 4.8g
- 塩分 2.0g
- エネルギー 520kcal

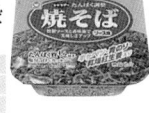

現在では取り扱っていない商品もありますので、48ページの入手先にお問い合わせください。

治療用特殊食品を使った料理

コーヒーゼリー
砂糖のかわりにでんぷん糖を使ったゼリーです。プルンとして口の中でとろける食感がたまりません。食欲のないときのエネルギー補給にどうぞ。

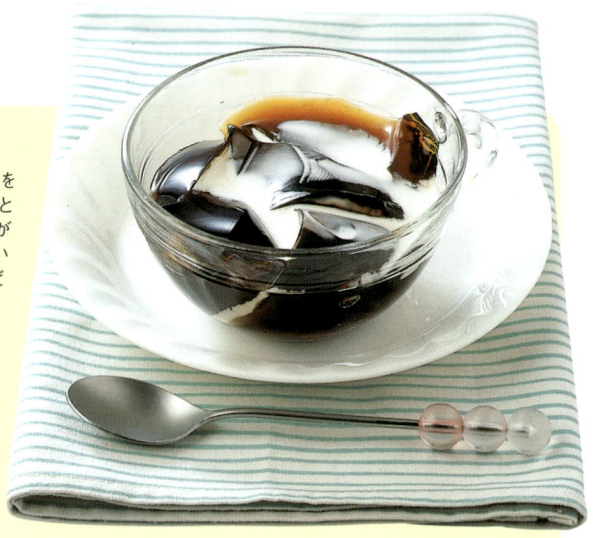

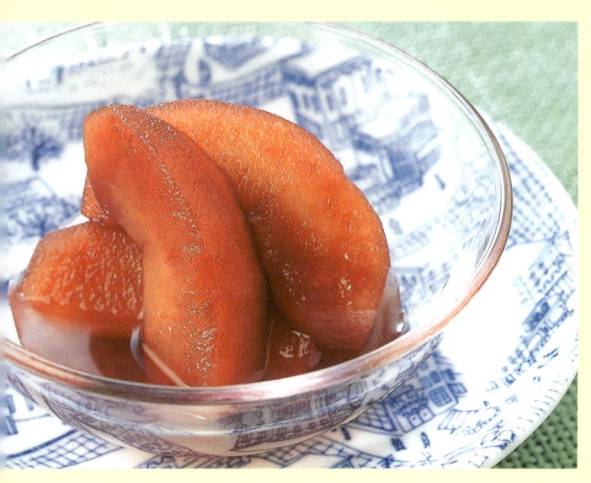

りんごのワイン煮
ワイン色がおしゃれな簡単デザートです。甘味はでんぷん糖使用です。でんぷん糖は最後の仕上げのときに入れるのがコツです。冷たく冷やして食べましょう。

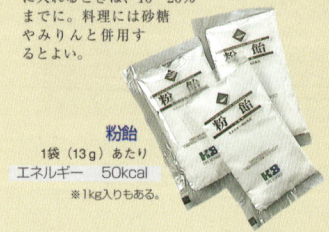

エネルギーを補いたいときに

●MCT製品（中鎖脂肪酸）
写真の粉末のものは、多少クリーミィな食感があるので、ヨーグルト、マヨネーズ、カレー、シチューなどに混ぜると抵抗がない。そのままごはんにかけたり、飲み物に混ぜるのも可。一日に10gから始め、30gまでを目安に、少しずつ分けて使う。**液状のもの**もあるが、ドレッシングやいため物、揚げ物に使える。揚げ物は低めの温度（160～170度）で。

マクトンゼロパウダー
1袋（12.7g）あたり
エネルギー　100kcal
※350g入りもある。

●でんぷん糖（低甘味糖類）
でんぷんから作った甘味の少ない甘味料。ほとんど無味無臭で、水にとけやすく、飲み物やデザート、料理に混ぜるなど、さまざまに使える。ただ、食感に影響するので、飲み物に入れるときは、10～20%までに。料理には砂糖やみりんと併用するとよい。

粉飴
1袋（13g）あたり
エネルギー　50kcal
※1kg入りもある。

●作り方は136ページ

一品料理

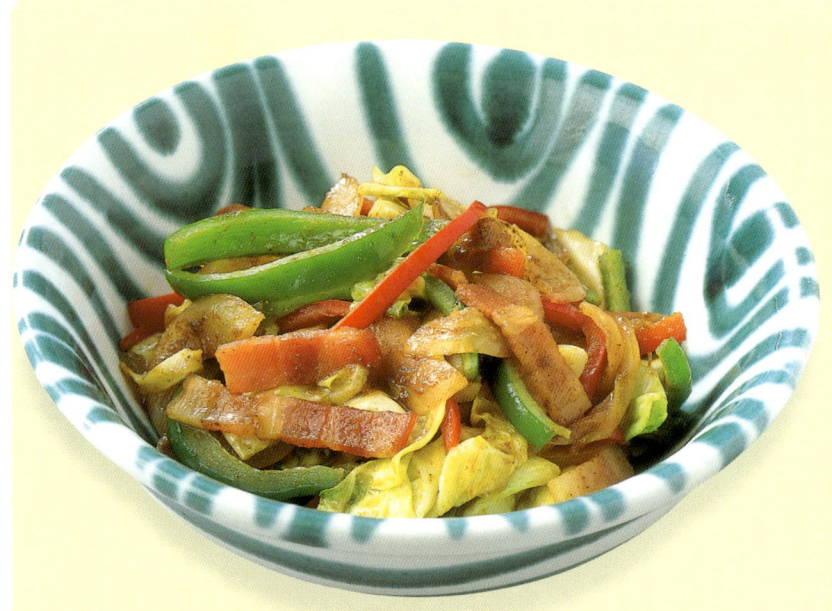

野菜いためカレー味

彩り豊かなエスニック風ないため物です。味つけにでんぷん糖を使っています。こうすると、いため物も油っぽくなく仕上がり、胃にもたれません。

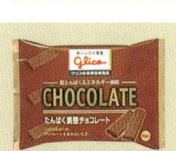

●お菓子

一般のお菓子にはたんぱく質、塩分が多いものもあるので注意が必要。

たんぱく調整チョコレート
1枚あたり
エネルギー　50kcal
※普通品よりたんぱく質を約80％カット。

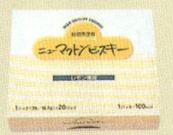

カルシウムぽんせん
1枚あたり
エネルギー　19kcal
※えび、カレー風味、しょうゆ味がある。

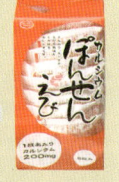

ニューマクトンビスキー
1袋（3枚）あたり
エネルギー　100kcal
※味はレモン、紅茶、モカなど、5種類。

●ゼリー

のど越しのよいゼリーは携帯にも便利で手軽にエネルギーを補給できる。

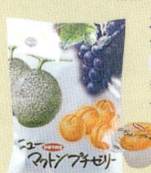

ニューマクトンプチゼリー
1個（25g）あたり
エネルギー　50kcal
※一口サイズで、味はあんず、メロン、グレープの3種類。

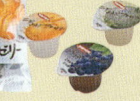

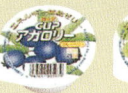

カップアガロリー
1個（83g）あたり
エネルギー　150kcal
※味はブルーベリー、ストロベリーなど、8種類。

現在では取り扱っていない商品もありますので、48ページの入手先にお問い合わせください。

治療用特殊食品を使った料理

コーヒーゼリー

① ゼラチンは水にふり入れて5分おき、ふやかしておく。
② 熱湯にインスタントコーヒーとでんぷん糖を加えて混ぜる。
③ コーヒーのあら熱がとれたら、①のゼラチンを加えて混ぜ合わせ、水でぬらした型に流し、冷蔵庫で冷やしかためる。
④ 生クリームに砂糖を入れて混ぜる。
⑤ コーヒーゼリーを型から抜き、グラスに盛って④の生クリームをかける。

りんごのワイン煮

① りんごは皮をむき、くし形に切る。
② なべに入れ、ワインを加えて火にかけ、煮立ったら紙ぶたをし、やわらかくなるまで、弱火で20分くらい煮る。
③ 仕上げにでんぷん糖を加えてさっと煮てそのままさます。
④ 汁につけたまま、冷蔵庫に入れてよく冷やす。

いちじくで作る場合
いちじくは軸先を切り、皮のまま、または薄皮をむいて、りんごと同じょうに煮る。

野菜いためカレー味

① キャベツは短冊切りにし、玉ねぎ、ピーマン、赤パプリカはせん切りにする。ベーコンは短冊に切る。
② 油を熱し、ベーコンを弱火でカリカリにいため。玉ねぎ、キャベツをいため、しんなりしたら、ピーマンとパプリカを入れていためる。
③ 火が通ったら、塩、しょうゆ、カレー粉を加えて調味し、最後にでんぷん糖を入れて混ぜる。

＊でんぷん糖は早くから入れると粘りが出るので、仕上げまぎわに入れる。

●134ページ参照

低塩の調味料

一般の減塩調味料は減塩のために塩化カリウムが使われているものもあるので、要注意。

●しょうゆ・つゆ

一般のしょうゆにはたんぱく質、カリウム、リンも含まれているので、これらをおさえた特殊食品のしょうゆを使うと安心。しょうゆよりだしで割ったしょうゆのほうが、だしの風味でより減塩できる。

だしわりつゆ
100mlあたり
塩分 8.1g

だしわりしょうゆ
100mlあたり
塩分 8.0g
※塩分は普通のしょうゆの約½。

●みそ

みそ汁のほか、みそ煮、みそいためなどの味つけに使って、低塩でみその風味を味わえる。

げんた万能うまみそ
100gあたり
塩分 4.9g
※一般のみその½弱の塩分。

便利な即席みそ汁

お湯を注ぐだけの生みそタイプのみそ汁のもと。具は3種類。

げんたみそ汁
1食分あたり
塩分 1.1g
※たんぱく質、カリウム、リンも普通品の約½。

"ごはん"を"たんぱく質1/10ごはん"にかえると

●普通のごはん180g	●たんぱく質1/10ごはん180g
たんぱく質 4.5g	たんぱく質 0.45g

4.5－0.45＝4.05　2食分で　4.05×2＝8.1

たんぱく質 **8.1g** をおかずにまわせます！

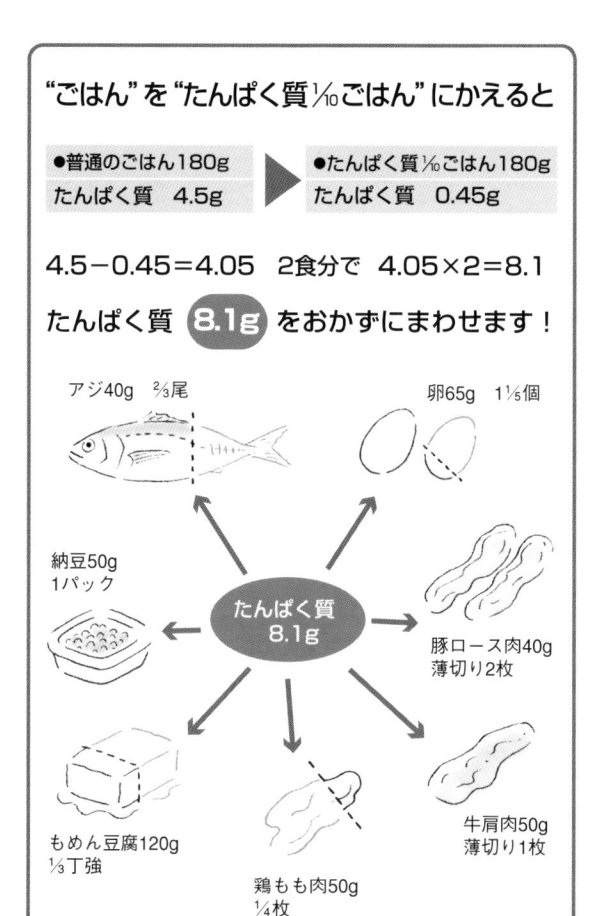

- アジ40g　2/3尾
- 卵65g　1 1/5個
- 納豆50g　1パック
- 豚ロース肉40g　薄切り2枚
- もめん豆腐120g　1/3丁強
- 鶏もも肉50g　1/4枚
- 牛肩肉50g　薄切り1枚

中央：たんぱく質 8.1g

一品料理の作り方

●材料（1人分）

●コーヒーゼリー
- ゼラチン……… 小さじ1/3（1g）
- 水…………… 小さじ1（5mℓ）
- 湯…………… 100mℓ
- インスタントコーヒー…… 小さじ1/2弱（0.8g）
- でんぷん糖………… 30g
- 生クリーム…… 大さじ1（15g）
- 砂糖………… 小さじ1（3g）

●りんごのワイン煮
- りんご……………………100g
- 赤ワイン…… 大さじ2（30g）
- でんぷん糖………………15g

●野菜いためカレー味
- キャベツ……………… 30g
- 玉ねぎ………………… 20g
- ピーマン・赤パプリカ…… 各20g
- ベーコン……………… 10g
- 油………… 大さじ1/2（6g）
- 塩……… ミニ1/4（0.3g）
- しょうゆ…… 小さじ1/3（2g）
- カレー粉……………… 適量
- でんぷん糖…………… 10g

レトルトごはんをおいしく食べるくふう

レトルトごはんの臭いが気になる場合は、次のようなくふうをしてみましょう。

●**カレー、シチューなどをかけて食べる**
ほかに中華丼など、汁けがあると食べやすく、ボリュームも出ます。

●**チャーハンや混ぜごはんにする**
チャーハンは冷たいままに、よくほぐしてからいためると、うまくできます。

★**自家製のふりかけをかけて**
カツオ節、のり、ごまなどに塩1gなどと計って加え、塩分管理も同時にします。

特殊食品の栄養強化ふりかけを利用するのもよいでしょう。

●ソース

写真のような中濃ソースのほか、ウスターソースもある。塩分は普通品の約1/2。

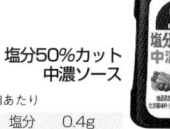

塩分50％カット中濃ソース

15mlあたり
塩分　0.4g

現在では取り扱っていない商品もありますので、48ページの入手先にお問い合わせください。

病気を予防する四群点数法の基本

家族の中に食事療法中の人がいる場合でも、家族みんなが同じ食卓を囲んで食べられることがたいせつです。

腎臓病の人の食事も、基本的には「栄養バランスのとれた食事」で、これは家族にとっても望ましい食事でもあります。

ただ、家庭は年齢も仕事も違う男女の集まりですから、同じ料理であっても一人一人の必要量に見合った食事量を決めなければなりません。

これから紹介する「四群点数法」は、だれもが簡単に、栄養バランスのとれた食事ができるようにと考え出されたものです。

四群点数法の基本を覚えると、「栄養バランスのよい献立を自分で立てること」「献立を個人にふさわしくアレンジすること」が簡単にできます。

四群点数法とは

● 食品を四つのグループに分ける

私たちの身のまわりにある食品は、含まれる栄養素の種類と量により、似た者同士で四つのグループに分けられます。この四つのグループには、それぞれ第一群、第二群、第三群、第四群と名前がつけられています。この四つの食品群から、必要な分を組み合わせて食事を組み立てると、むずかしい栄養素のバランスを考えなくても、自然に栄養のバランスがよい献立になります。

食事療法が必要な人や家族一人一人に合わせるには、必要な栄養素を多く含む食品群からとる食品を増やしたり、制限しなければいけない栄養素を多く含む食品群の食品を控えたりして調節します。

このとき、栄養の過不足は一日に食べる食品全体で考えるものですから、3回の食事だけでなく間食も含めて考えるようにします。

次に、四つの食品群のそれぞれの栄養的な特徴をまとめました。

♠ 第一群

乳・乳製品／卵

このグループの食品の特徴は、普段の食生活で不足しやすい栄養素をバランスよく含んでいることです。

含まれているたんぱく質は、アミノ酸バランスがよく、利用率があまりよくない米や小麦粉のたんぱく質と食べ合わせると、不足するアミノ酸を補って利用効

率をよくします。

ビタミン、ミネラルも豊富で、特に不足しがちなビタミンA、B₂、鉄、カルシウムのよい供給源となります。

牛乳や乳製品は、カルシウムを多く含むだけでなく、吸収利用がされやすいのが特徴です。

また、卵はアミノ酸のバランスが全食品中最高で、しかも、ビタミンC以外の栄養素をすべて含む食品です。

このようにこのグループは、充実した栄養素を持つ食品で、毎日の食事の栄養バランスを完全にすることができます。

まず優先的にとることを心がけなければならないことから、第一群とし、シンボルマークとして、トランプの♠をつけています。

♥ 第二群
魚介／肉／豆・豆製品

毎日の献立の中で、主菜となるのがこのグループの食品です。良質のたんぱく質を豊富に含み、体や筋肉、血液を作る食品です。

献立を考えるときに、主菜を肉にするか、魚にするか、そしてその調理法を和・洋・中のどれにするかによって、食事の展開が変わってきます。一人一人の嗜好をたいせつにしながら、毎日の食事をできるだけ偏らないようにしたいものです。

たんぱく質の「質」という点では、肉や魚などの動物性食品が優れていますが、「畑の肉」といわれている大豆も見逃しがたいたんぱく質源です。特に、肉中心に偏りがちな現代の食生活では、肉の脂肪に含まれる飽和脂肪酸のとりすぎによる生活習慣病が心配されます。

豆・豆製品も主菜に加えて、変化に富んだ食卓を演出するようにしましょう。

このグループのシンボルマークは、肉や魚の象徴である♥です。

♣ 第三群
野菜／芋／くだもの

野菜はビタミンA（カロテン）、B、Cに、カリウム、鉄、カルシウムなどのミネラル、食物繊維などを含んでいます。

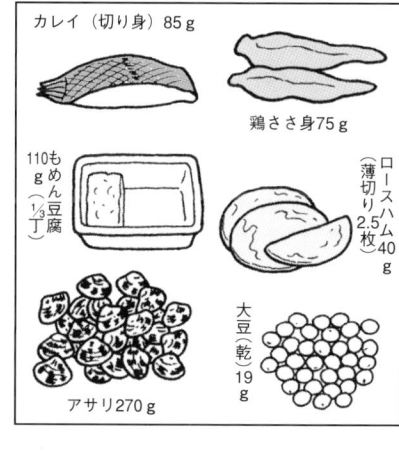

● 四群点数法の基本

♠ 第一群
（図中の重量は、80kcal＝1点あたりの正味量。カッコ内は目安量）

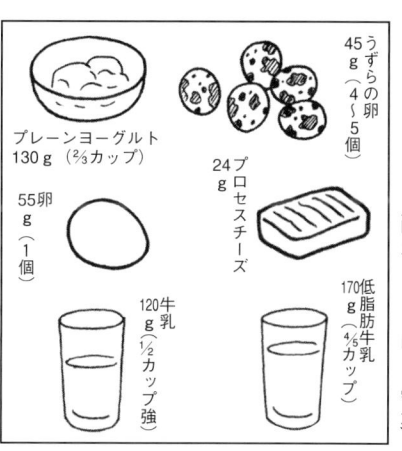

うずらの卵 45g（4〜5個）
プロセスチーズ 24g
低脂肪牛乳 170g（⁴⁄₅カップ）

♥ 第二群

プレーンヨーグルト 130g（²⁄₃カップ）
卵 55g（1個）
牛乳 120g（½カップ強）

カレイ（切り身）85g
鶏ささ身 75g
もめん豆腐 110g（⅓丁）
ロースハム（薄切り2.5枚）40g
大豆（乾）19g
アサリ 270g

これらの栄養素は、体の調子を整え、皮膚や血管を強くする働きのほか、がんや生活習慣病を予防する効果もあるといわれています。

野菜の中でも特に、緑黄色野菜は、ビタミンAばかりでなく、ビタミンC、各種ミネラルを多く含むので、意識して積極的にとりたい食品です。

芋は炭水化物が多いために、穀物の同類と考えられがちです。しかし、芋に含まれるビタミンCは、加熱してもそこなわれにくい、水にとけ出しにくいなど、調理による損失が少ないという特徴を持っています。また、食物繊維やカリウムも多いので、栄養的には穀物よりも野菜に近い食品と考えられます。

くだものは、ビタミンCの最も手軽な供給源です。生のまま食べられるので調理による損失を考える必要もありません。ただ、くだものに含まれる果糖は体内での吸収が早く、脂肪になりやすいので、食べすぎると肥満の原因となります。とりすぎには注意したい食品です。

◆第四群

穀物／砂糖／油脂／その他

毎日の活動を支えるエネルギーとなる食品のグループです。砂糖は炭水化物、油脂は脂質以外のものをほとんど含まないので、とりすぎると肥満の原因になります。

穀物は炭水化物のほか、たんぱく質、他の栄養素、食物繊維も含んでいます。穀物を一定量確保することは、食事を栄養的にレベルアップすることにつながります。ただ、腎臓病で厳しくたんぱく質を制限されている場合には、穀物のとり方には注意が必要となります。

また、油脂はエネルギー源になるほか、油にとけるビタミンA（カロテン）、D、Eなどの吸収をよくします。たとえば、野菜は油を使って調理すると、含まれているビタミンAの利用効率がよくなります。

このグループは献立の中では、副菜、デザートになる食品です。野菜やくだものその他には、いわゆる嗜好品であるお

のの色はまた、食卓に華やかさを添えてくれます。シンボルマークは♣です。

♣ 第三群

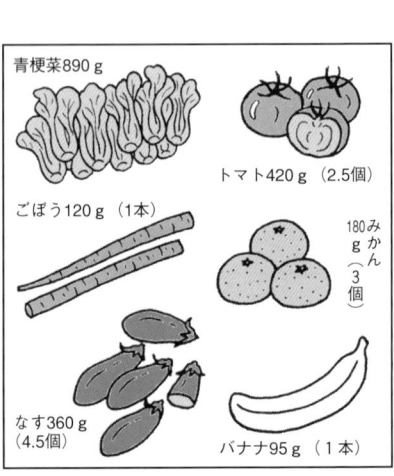

青梗菜890g
トマト420g（2.5個）
ごぼう120g（1本）
みかん180g（3個）
なす360g（4.5個）
バナナ95g（1本）

◆第四群

ごはん・胚芽米50g（茶わん½杯）
200g みかん・果汁100%（コップ1杯）
あんパン29g（½個）
せんべい21g（1.5枚）
ショートケーキ23g（⅕個）
ピーナッツ14g

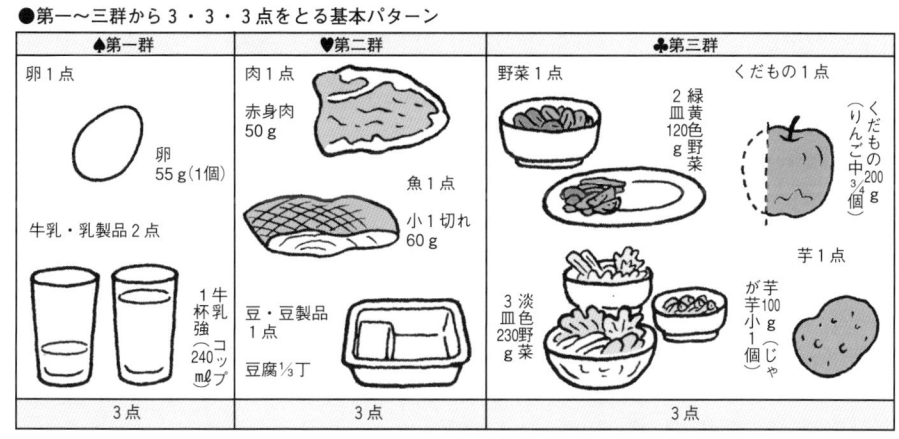

菓子や酒などが含まれます。これらの食品は、一日の総摂取エネルギーに余裕があればとってよいと考えます。腎臓病の場合、お酒は避けたいのですが、お菓子はエネルギーの補充に、たんぱく質、塩分の少ないものを選んでとるようにします。

このグループのシンボルマークは◆です。

バランスのよい食事にはなりません。どれだけ食べたらよいかがわからないからです。

この量の問題を簡単に解決する方法が点数法です。食品の持つエネルギー80 kcalを1点として数える方法です。各食品のエネルギーは100 gあたりで覚えるのではなく、1点＝80 kcalの重さで覚えてしまうのです。

たとえば、卵は1個65 g程度ですが、殻を除くと55 g程度で、これが80 kcal＝1点に相当します。同様に肉の赤身は40〜60 g、魚の切り身は小1切れ、豆腐は1/3丁、じゃが芋は小1個というように、私たちの生活のなかで1回に使用する量に比較的一致しています。

● 80 kcal＝1点
自分にふさわしい量を点数で決める

私たちは日ごろ、なにげなく食品を選び、食事をしています。しかし、それでは特定の食品に偏ったり、ある食品についてはまったく食べなくなってしまったりというように、バランスを欠いた食生活になってしまいます。

四つの食品群の役割をしっかり覚えたら、各群からそれぞれ食品を選び、食卓にまんべんなくとりそろえるだけでも食生活のバランスはよくなります。

しかし、これだけでは各個人に合った

● 一・二・三群
3・3・3点が基本

食品の概量を覚えるには、最初ははかりで計ってみることです。日常よく食べる食品はそんなに多くはありませんから、やがて自然に1点あたりの概量が頭に入

● 四群点数法の基本

● 第一〜三群から 3・3・3 点をとる基本パターン

♠第一群	♥第二群	♣第三群	
卵 1点 卵 55 g（1個） 牛乳・乳製品 2点 牛乳1杯強 コップ240 mℓ	肉 1点 赤身肉 50 g 魚 1点 小1切れ 60 g 豆・豆製品 1点 豆腐 1/3丁	野菜 1点 緑黄色野菜 2皿 120 g 淡色野菜 3皿 230 g	くだもの 1点 くだもの 200 g（りんご中3/4個） 芋 1点 芋 100 g（じゃが芋小1個）
3点	3点	3点	

141

ってきます。食品1点あたりの重さを覚えてしまえば、あとは簡単になります。

まずは、四つの食品群の第一群から第三群までの食品をおよそ3点ずつ、計9点を毎日の食生活で優先的にとるようにします（前ページの表）。これはほんの一例で、それぞれの家庭で家族の嗜好、家計、季節の旬などを勘案しながら、この三つのグループから15〜20品目くらいを毎日とるように心がけます。

これらの食品の材料をそろえ、朝、昼、夕の主菜、副菜、汁物、デザートなどにじょうずに配分して献立を立てるようにします。そうすれば、一日に必要なたんぱく質、ビタミン、ミネラルのほとんどを確保できます。

この第一群から第三群までの3点ずつのとり方は、子供から成人まで男女の区別なく、だれもが確実にとるべき量です。この原則を中心にすれば、核家族でも、三世代同居の家族でも、家族が同じ献立で楽しく食事をしながら健康を維持できるというわけです。

ただし、活動量の多い男性や成長期の子供たちの場合は、必要なエネルギーをすべて四群からまかなおうとすると食事全体のバランスがくずれます。特に成長期では、身体を維持するだけでなく、骨や筋肉といった身体の成長に必要な量を確保しなくてはなりません。そこで、第一群、第二群を3点より多く、3.5〜4.5点に増やしてあります（左表参照）。

● 第四群
性、年齢によって調節

第一群から第三群までの計9点だけでは、一日に必要なエネルギーは足りません。そこで、各個人に合わせて、第四群の点数を決めます。

第四群は、主食であるごはん、パン、めんなどの量で調節します。ごはんは、家族の中で、おかわりをする人やしない人がいてよいのです。若い世代と同居のお年寄りが、おかずは家族と同じでも、ごはんの量を控えめにするというように、個々人にふさわしい量に調節します。

逆に、太りすぎていて、生活習慣病の心配がある人は、エネルギー量を控えることが必要ですが、この場合には第四群は控えても、第一群から第三群の計9点はかならずとるようにします。

● 四つの食品群による
腎臓病の人の食事

腎臓病の人の食事は、腎臓の機能に合わせてたんぱく質、エネルギーを増減調整、さらには、塩分、カリウムなどの制限を行なうことが必要です。医師や管理栄養士の指導を受けながら、食事療法を進めていくことがポイントになります。

ただ、腎臓病の人の食事も、重い腎不全、急性期の腎炎などの場合を除けば、健康な人が理想とする食事とほとんど変わりません。

この本で紹介した献立や料理を実践すれば、家族の人も、偏った食生活が原因で起きる生活習慣病を予防することができます。家族の病気をきっかけに、家族みんなが健康になるのだと、積極的に考

えてほしいものです。

なお、具体的には、第一群から第三群までを3点ずつとると、たんぱく質量は約50gとなります。第四群のたんぱく質量は15〜20gですから、自分の制限に合わせて調節してください。たんぱく質の制限が厳しい場合には、第一群と第二群を減らし、第四群を増やします。そのときに、穀物で増やすとたんぱく質量も増えるので注意します。低たんぱくの特殊穀物などを使うとよいでしょう。

下図には健康な人のための年齢別・性別・生活活動強度別の点数配分を示しました。これを参考に、家族みんなの健康食作りを進めましょう。

四群点数法をもっと詳しく知るためには、次のような本があります。

『なにをどれだけ食べたらいいの？』
『食品80キロカロリーガイドブック』
（いずれも、女子栄養大学出版部刊）

● 四群点数法の基本

● 四つの食品群の年齢別・性別・身体活動レベル別点数構成（1人一日あたりの点数、1点＝80kcal　香川芳子案）

		第一群		第二群		第三群		第四群		合　計	
		男	女	男	女	男	女	男	女	男	女
身体活動レベル 低い（Ⅰ）	12〜14歳	4.0	4.0	4.0	3.5	3.0	3.0	15.0	13.0	26.0	23.5
	15〜17歳	4.0	3.5	4.0	3.5	3.0	3.0	16.5	13.5	27.5	23.5
	18〜29歳	3.5	3.0	4.0	3.0	3.0	3.0	16.5	11.0	27.0	20.0
	30〜49歳	3.0	3.0	4.0	3.0	3.0	3.0	16.0	11.0	26.0	20.0
	50〜69歳	3.0	3.0	3.5	3.0	3.0	3.0	14.0	10.2	23.5	19.2
	70歳以上	3.0	3.0	3.0	2.5	3.0	3.0	12.0	8.7	21.0	17.2
	妊婦末期		3.0		5.0		3.0		14.0		25.0
	授乳婦		3.0		5.0		3.0		13.0		24.0
身体活動レベル ふつう（Ⅱ）	1〜2歳	2.5	2.5	1.5	1.5	1.5	1.5	6.1	5.1	11.6	10.6
	3〜5歳	2.5	2.5	2.0	2.0	2.5	2.5	8.2	7.7	15.2	14.7
	6〜7歳	3.5	3.5	2.5	2.5	2.5	2.5	10.0	9.0	18.5	17.0
	8〜9歳	3.5	3.5	3.5	2.5	2.5	2.5	12.5	11.5	22.0	20.0
	10〜11歳	4.0	4.0	4.0	3.0	3.0	3.0	15.5	13.5	26.5	23.5
	12〜14歳	4.0	4.0	4.5	3.0	3.0	3.0	19.0	16.0	30.5	26.5
	15〜17歳	4.0	3.5	4.5	3.0	3.0	3.0	20.5	16.0	32.0	26.0
	18〜29歳	3.5	3.0	4.5	3.0	3.0	3.0	20.5	14.0	31.0	23.0
	30〜49歳	3.5	3.0	4.0	3.0	3.0	3.0	20.5	14.0	30.5	23.0
	50〜69歳	3.0	3.0	4.0	3.0	3.0	3.0	18.0	13.0	27.5	22.0
	70歳以上	3.0	3.0	3.5	3.0	3.0	3.0	16.5	11.0	25.5	20.0
	妊婦末期		3.0		5.0		3.0		17.5		28.5
	授乳婦		3.0		5.0		3.0		16.0		27.0
身体活動レベル 高い（Ⅲ）	15〜17歳	4.0	3.5	5.0	4.0	3.0	3.0	24.5	18.5	36.5	29.0
	18〜29歳	3.5	3.0	4.5	3.5	3.0	3.0	24.0	17.0	35.0	27.0
	30〜49歳	3.5	3.5	4.5	3.0	3.0	3.0	24.0	16.5	35.0	26.0
	50〜69歳	3.5	3.0	4.5	3.5	3.0	3.0	21.5	16.0	32.5	25.5
	70歳以上	3.0	3.0	4.5	3.5	3.0	3.0	19.0	14.5	28.5	24.0
	授乳婦		3.0		5.0		3.0		19.0		30.0

◆この表は、「日本人の食事摂取基準（2010年度版）」（厚生労働省）にもとづき作表しました。
（注1）野菜はきのこ類、海藻類を含みます。また、野菜の3分の1以上は緑黄色野菜でとることとします。
（注2）妊婦においては、妊娠末期の食事摂取基準に合うように構成しました。
（注3）エネルギー量は、「日本人の食事摂取基準（2010年度版）」の推定エネルギー必要量の約95％の割合で構成しました。各人の必要量に応じて適宜調整してください。
（注4）身体活動レベルが「低い（Ⅰ）」とは、生活の大部分が座位で、静的な活動が中心の場合。「ふつう（Ⅱ）」とは、座位中心の仕事だが、職場内での移動や立位での作業・接客等、あるいは通勤・買物・家事、軽いスポーツ等のいずれかを含む場合。「高い（Ⅲ）」とは、移動や立位の多い仕事への従事者。あるいは、スポーツなど余暇における活発な運動習慣をもっている場合。

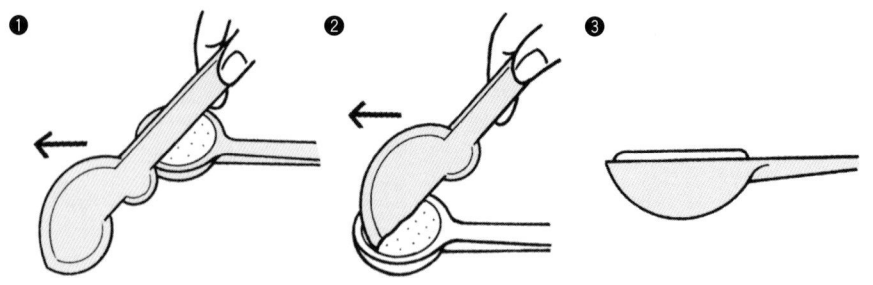

❶材料表の小さじ1、2カップなどの表示はすべてすり切りで計ったものです。計り方は粉類はかたまりのない状態で自然に山盛りにすくい、付属のへらで縁に沿ってすり切ります。みそやバターも空間ができないようにきっちりと詰め込み、同様にすり切ります。

❷大さじや小さじで½、¼などを計りたいときには、まず上の要領でスプーン1を計り、へらのカーブをまっすぐに差し込んで余分を払います。
❸液体は表面張力で縁からわずかに盛り上がっている状態がスプーン1です。

はかりの使い方

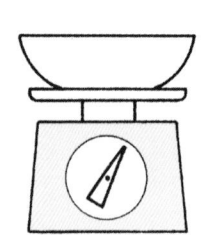

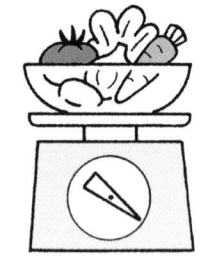

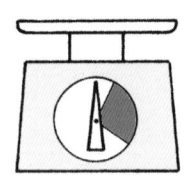

材料表に出ている食品の重量は、特に断りがある場合を除いては、実際に口に入る量(正味重量)です。したがって、計量は調理するばかりの状態で行ないます。よく使うボールやなべに油性のペンなどで、その重量を書いておき、それに入れて計ると便利です。

●基本調味料の概量(塩分・糖分の含有量)

食品名／計量器	小さじ1(5㎖)		大さじ1(15㎖)		1カップ(200㎖)	
食塩	6g	塩分6g	18g	塩分18g	240g	塩分240g
上白糖	3g	糖分3g	9g	糖分9g	130g	糖分130g
濃い口しょうゆ(塩分15%)	6g	塩分0.9g	18g	塩分2.6g	230g	塩分33g
淡色辛みそ(塩分12%)	6g	塩分0.7g	18g	塩分2.2g	230g	塩分28g
ウスターソース(塩分8%)	6g	塩分0.5g	18g	塩分1.5g	240g	塩分20g
トマトケチャップ(塩分3%)	5g	塩分0.2g	15g	塩分0.5g	230g	塩分8g
マヨネーズ(塩分2%)	4g	塩分0.1g	12g	塩分0.2g	190g	塩分4g
みりん(糖分33%)	6g	糖分2g	18g	糖分6g	230g	糖分76g

標準計量カップ・スプーンの使い方

本書で使用している標準計量カップ・スプーンは、カップが200mℓ、大さじが15mℓ、小さじが5mℓ、ミニスプーンが1mℓ、これにすり切り用のへらがついたものです。それぞれの計量器具による各調味料の重量は下表のとおりです。

（カップ・スプーンは女子栄養大学代理部扱い☎03-3949-9371）

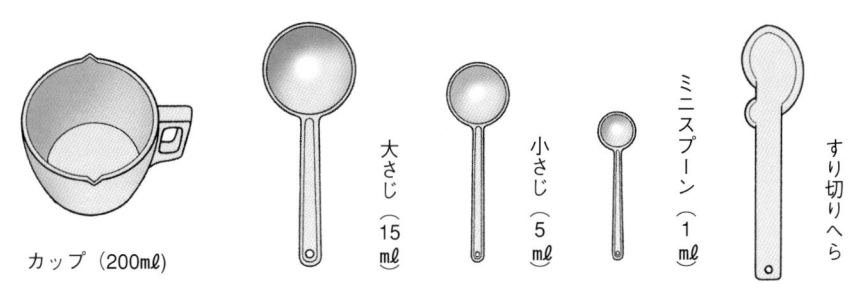

カップ（200mℓ）　大さじ（15mℓ）　小さじ（5mℓ）　ミニスプーン（1mℓ）　すり切りへら

★ミニスプーンは食塩1.2gまで計ることができるので便利です。

◎標準計量カップ、スプーンによる重量表（単位 g）

食品名	小さじ(5mℓ)	大さじ(15mℓ)	カップ(200mℓ)
水	5	15	200
酒	5	15	200
酢	5	15	200
しょうゆ	6	18	230
みりん	6	18	230
みそ	6	18	230
あら塩（並塩）	5	15	180
食塩	6	18	240
精製塩	6	18	240
上白糖	3	9	130
グラニュー糖	4	12	180
ざらめ	5	15	200
油	4	12	180
バター	4	12	180
ラード	4	12	170
ショートニング	4	12	160
コーンスターチ	2	6	100
小麦粉（薄力粉）	3	9	110
小麦粉（強力粉）	3	9	110
かたくり粉	3	9	130
上新粉	3	9	130
ベーキングパウダー	4	12	150
じゅうそう	4	12	190
水あめ	7	21	280
はちみつ	7	21	280
ジャム	7	21	250
マーマレード	7	21	270

食品名	小さじ(5mℓ)	大さじ(15mℓ)	カップ(200mℓ)
マヨネーズ	4	12	190
牛乳	5	15	210
生クリーム	5	15	200
ねりごま	5	15	210
トマトピュレ	5	15	210
トマトケチャップ	5	15	230
ウスターソース	6	18	240
生パン粉	1	3	40
パン粉	1	3	40
オートミール	2	6	80
粉チーズ	2	6	90
ごま	3	9	120
道明寺粉	4	12	160
わさび粉	2	6	70
カレー粉	2	6	80
からし粉	2	6	90
こしょう	2	6	100
脱脂粉乳	2	6	90
粉ゼラチン	3	9	130
うま味調味料	4	12	160
番茶（茶葉）	2	6	60
紅茶（茶葉）	2	6	60
レギュラーコーヒー	2	6	60
煎茶（茶葉）	2	6	90
ココア	2	6	90
抹茶	2	6	110

- ここに掲載した数値は文部科学省『日本食品標準成分表2010』の数値に基づき計算したものです。成分表に記載のない食品は、それに近い食品の数値、または女子栄養大学出版部刊『改訂第7版　会社別・製品別市販加工食品成分表』などの数値をもとにしています。
- 栄養計算値は原則として1人分で算出。微量の成分は+で示しました。また食品別熱量点数の合計値は各群の点数値を合計して算出。表左エネルギーkcal数と若干の誤差が生じる場合があります。あくまでも目安と考え、ご家庭の食事作りの参考にしてください。

1人分あたりの成分値

ビタミン											脂肪酸			コレステロール	食物繊維量	食塩相当量	食品群別熱量点数				計
D	E	K	B₁	B₂	ナイアシン	B₆	B₁₂	葉酸	パントテン酸	C	飽和	一価不飽和	多価不飽和				第一群 ♠	第二群 ♥	第三群 ♣	第四群 ♦	
μg	mg	μg	mg	mg	mg	mg	μg	μg	mg	mg	g	g	g	mg	g	g					
0	2.1	71	0.25	0.32	3.1	0.37	0.4	111	1.63	63	7.06	7.95	4.74	34	4.8	2.2	1.2	1.1	1.0	4.5	7.8
3	4.0	155	0.32	0.51	3.3	0.39	2.4	211	4.07	63	6.04	8.89	5.72	821	4.8	2.1	2.7	0.3	0.8	6.3	10.1
6	1.1	18	0.17	0.41	9.4	0.47	4.4	134	2.16	61	1.92	2.76	2.08	48	4.3	1.0	0.0	1.8	0.7	4.4	6.9
9	7.2	244	0.74	1.24	15.8	1.23	7.2	456	7.86	187	15.02	19.60	12.54	903	13.9	5.3	3.9	3.2	2.5	15.2	24.8
1	2.1	42	0.21	0.20	4.9	0.53	0.7	77	1.59	35	2.25	4.02	4.21	41	5.0	2.4	0.0	1.1	1.3	5.3	7.7
0	3.3	70	0.27	0.23	3.5	0.28	0.1	92	1.12	32	2.04	5.05	5.63	58	3.8	0.5	0.1	0.6	0.3	4.4	5.4
13	5.9	53	0.76	0.68	5.4	0.33	1.6	180	2.17	30	5.68	11.97	8.30	189	1.3	1.3	0.1	2.6	1.0	6.0	9.7
0	0.4	0	0.09	0.03	0.4	0.08	0.0	34	0.29	53	0.00	0.00	0.00	0	7.3	0.0	0.0	0.0	0.0	0.7	0.7
14	11.7	165	1.43	1.14	14.2	1.22	3.0	383	5.17	150	9.97	21.04	18.14	288	16.4	6.7	0.2	4.5	2.4	16.4	23.5
0	2.4	64	0.27	0.14	2.6	0.33	0.2	88	1.31	28	1.98	3.96	4.18	19	4.8	2.5	0.0	1.3	0.5	5.0	6.8
2	3.3	91	0.18	0.39	1.8	0.39	6.8	123	2.15	38	5.54	4.76	4.90	250	4.4	2.4	1.0	1.5	1.5	5.2	6.8
2	2.4	51	0.19	0.30	12.5	0.73	5.4	77	1.81	16	2.25	4.96	4.66	197	3.9	2.2	0.1	2.1	0.7	5.1	8.0
5	8.1	206	0.64	0.83	16.9	1.45	12.4	288	5.27	82	9.77	13.68	13.74	466	13.1	6.1	1.6	3.2	2.5	16.2	23.5
2	3.8	26	0.20	0.44	2.1	0.55	0.7	106	2.07	78	4.60	5.35	3.16	245	4.8	1.5	0.1	2.2	0.4	4.2	6.9
0	7.3	71	0.18	0.20	4.0	0.46	0.1	93	1.80	39	6.52	13.80	11.13	31	6.2	2.0	0.0	0.9	1.3	8.5	10.7
6	4.3	51	0.28	0.25	6.1	0.44	2.5	85	2.17	42	2.23	2.24	2.18	77	3.9	3.0	0.0	1.6	0.8	4.7	7.1
8	15.4	148	1.02	0.89	12.6	1.45	3.3	284	6.04	160	13.35	21.19	16.47	353	14.9	7.0	1.5	2.5	3.3	17.4	24.7
1	0.6	349	0.15	0.32	3.9	0.29	0.5	54	2.46	15	0.86	0.95	2.84	0	6.1	2.6	0.0	1.0	0.4	4.7	6.1
1	3.7	35	0.35	0.32	7.2	0.29	5.1	68	2.02	8	2.26	6.81	7.83	29	5.9	2.4	0.5	1.0	0.8	6.8	7.2
0	3.5	201	0.36	0.48	5.5	0.62	1.2	202	2.48	104	3.19	4.74	3.67	94	6.4	1.7	0.2	2.3	1.1	5.7	9.4
0	2.8	52	0.09	0.09	0.9	0.25	0.4	61	0.84	30	0.90	3.42	3.80	1	1.9	0.4	0.0	0.0	1.3	1.5	2.8
2	10.6	637	0.95	1.21	17.5	1.45	1.8	385	7.80	157	7.21	15.92	18.14	123	20.3	7.1	0.4	3.3	3.1	18.7	25.5
1	3.6	55	0.24	0.25	4.4	0.29	0.3	146	1.40	44	7.79	6.17	3.78	41	12.3	1.6	0.1	1.1	0.6	4.1	6.4
0	0.6	18	0.33	0.20	5.9	0.29	1.4	100	1.31	25	2.50	2.64	1.11	18	4.9	2.3	0.5	0.1	0.5	4.9	6.5
2	1.9	68	0.26	0.49	3.8	0.43	1.6	166	2.69	56	8.26	7.96	2.64	276	5.1	1.8	1.9	1.8	1.0	5.0	9.5
0	1.1	0	0.00	0.01	0.3	0.04	0.1	16	0.15	29	0.00	0.00	0.02	0	0.8	0.1	0.0	0.0	0.7	0.2	0.9
3	7.2	141	0.83	0.95	14.4	1.05	3.3	428	5.55	142	18.55	16.77	7.55	335	24.3	6.7	2.0	4.0	2.9	14.2	23.1
2	1.9	68	0.14	0.33	3.3	0.33	1.1	87	1.59	33	2.58	4.70	4.41	231	3.4	2.3	1.0	0.2	0.4	5.1	6.7
0	5.3	44	0.08	0.15	2.9	0.11	1.0	104	1.04	28	7.33	10.56	7.84	31	3.0	1.7	0.3	0.0	0.7	5.7	6.7
6	3.6	52	0.22	0.17	5.7	0.41	1.0	104	1.36	92	1.58	4.03	3.40	36	4.2	2.8	0.0	0.9	0.9	4.9	6.7
0	0.2	76	0.03	0.12	0.8	0.06	0.0	17	0.21	2	0.09	0.06	0.11	1	1.8	0.2	0.0	0.0	0.0	2.6	2.6
8	11.0	240	0.57	0.77	12.6	0.85	2.2	292	4.26	125	11.58	19.35	15.76	298	13.3	6.8	1.3	1.1	1.9	18.3	22.6

「腎臓病の人の食事」栄養成分値一覧

●一日献立編 （50ページより）

掲載ページ	献立名	成分値	エネルギー kcal	たんぱく質 g	脂質 g	炭水化物 g	無機質								A レチノール当量 μg
							ナトリウム mg	カリウム mg	カルシウム mg	マグネシウム mg	リン mg	鉄 mg	亜鉛 mg	銅 mg	マンガン mg	
50	たんぱく質70g／春	朝食	626	19.2	21.5	90.2	948	886	233	67	306	1.8	1.5	0.22	0.48	101
		昼食	799	24.3	25.1	115.7	973	813	274	73	568	6.2	4.3	0.59	1.11	745
		夕食	544	24.4	8.6	89.6	590	1001	60	74	325	1.4	2.8	0.35	1.19	105
		合計	1969	67.9	55.2	295.5	2511	2700	567	214	1199	9.4	8.6	1.16	2.78	951
54	たんぱく質70g／夏	朝食	617	21.3	11.8	100.7	1043	853	88	82	302	1.9	2.8	0.43	1.19	155
		昼食	433	19.8	14.1	53.6	1205	458	97	56	219	1.4	1.7	0.25	0.73	61
		夕食	781	29.3	28.9	99.1	695	965	273	102	450	3.3	4.6	0.64	1.30	1124
		間食	53	0.9	0.1	13.4	1	238	11	13	23	0.1	0.1	0.04	0.04	10
		合計	1884	71.3	54.9	266.8	2944	2514	469	253	994	6.7	9.2	1.36	3.26	1350
58	たんぱく質60g／春	朝食	539	15.5	13.4	86.4	674	719	76	61	224	2.1	2.6	0.41	1.09	235
		昼食	701	19.4	17.6	111.2	1064	684	176	88	305	3.7	3.0	0.50	1.51	295
		夕食	633	26.4	13.4	97.2	985	712	79	69	370	2.6	2.4	0.40	1.18	118
		合計	1873	61.3	44.4	294.8	2723	2115	331	218	899	8.4	8.0	1.31	3.78	648
62	たんぱく質60g／夏	朝食	550	19.2	22.4	69.2	734	677	151	65	284	2.5	1.9	0.28	0.58	179
		昼食	853	17.6	34.0	114.0	982	912	68	67	252	1.7	2.7	0.41	1.17	717
		夕食	565	23.8	8.3	96.9	1357	992	283	97	429	2.3	2.5	0.46	0.99	252
		合計	1968	60.6	64.7	280.1	3073	2581	502	229	965	6.5	7.1	1.15	2.74	1148
66	たんぱく質60g／秋	朝食	489	15.3	5.4	93.7	1070	772	76	85	235	2.3	2.3	0.53	0.80	0
		昼食	577	16.8	18.5	85.9	947	509	45	102	302	2.3	1.8	0.36	1.23	23
		夕食	742	26.8	21.9	106.6	758	1120	103	93	329	3.8	5.4	0.44	1.45	892
		間食	221	1.6	8.7	33.8	178	424	49	28	50	1.0	0.3	0.17	0.75	3
		合計	2029	60.5	54.5	320.0	2953	2825	273	308	916	9.4	9.8	1.50	4.23	918
70	たんぱく質60g／冬	朝食	491	17.9	20.0	62.5	704	751	174	72	315	2.2	1.8	0.40	0.93	489
		昼食	517	15.3	7.0	95.2	1349	845	73	67	234	1.4	2.1	0.41	1.50	220
		夕食	753	26.2	22.6	105.9	829	891	168	78	369	3.5	4.7	0.48	1.20	268
		間食	76	0.6	0.0	19.0	3	148	18	9	16	0.3	0.1	0.06	0.07	4
		合計	1837	60.0	49.6	282.6	2885	2635	433	226	934	7.4	8.7	1.35	3.70	981
74	たんぱく質50g／春	朝食	545	16.2	14.0	84.2	994	374	101	53	262	2.1	2.4	0.32	1.04	244
		昼食	529	10.7	28.0	58.9	702	577	86	43	157	1.0	1.0	0.17	0.41	147
		夕食	535	17.9	10.4	87.7	1139	820	67	64	285	2.1	2.1	0.34	1.03	140
		間食	210	4.2	0.4	47.3	21	96	16	17	49	1.3	0.5	0.13	0.62	26
		合計	1819	49.0	52.8	278.1	2856	1867	270	177	753	6.5	6.0	0.96	3.10	557

1人分あたりの成分値																				
ビタミン										脂肪酸			コレステロール	食物繊維量	食塩相当量	食品群別熱量点数				
D	E	K	B₁	B₂	ナイアシン	B₆	B₁₂	葉酸	パントテン酸	C	飽和	一価不飽和	多価不飽和				第一群 ♠	第二群 ♥	第三群 ♣	第四群 ♦	計
µg	mg	µg	mg	mg	mg	mg	µg	µg	mg	mg	g	g	g	mg	g	g					
0	3.3	61	0.20	0.34	4.5	0.25	0.4	82	1.21	49	8.80	7.32	4.02	37	5.9	2.8	1.1	0.6	1.0	4.5	7.2
0	2.3	96	0.15	0.20	2.3	0.19	0.2	103	0.99	18	2.24	5.12	5.90	82	5.4	2.3	0.3	0.2	1.1	4.9	6.5
0	2.0	68	0.13	0.13	3.5	0.26	0.2	64	1.40	56	3.71	6.97	4.19	63	3.3	1.1	0.0	1.6	0.3	5.3	7.2
0	7.6	225	0.48	0.67	10.3	0.70	0.8	249	3.60	123	14.75	19.41	14.11	182	14.6	6.2	1.4	2.4	2.4	14.7	20.9
0	0.9	65	0.24	0.13	6.8	0.23	2.2	108	1.33	47	2.24	2.47	0.96	46	3.9	1.7	0.0	0.9	0.4	4.4	5.7
0	1.6	35	0.20	0.10	1.5	0.23	0.2	39	0.94	8	2.47	4.52	5.20	11	2.4	3.3	0.0	1.1	0.2	5.5	6.8
5	3.5	56	0.25	0.52	6.5	0.55	4.3	80	2.44	22	10.62	9.09	3.31	62	5.0	1.8	1.2	1.1	1.2	6.0	9.5
0	0.6	4	0.04	0.09	0.2	0.06	0.1	12	0.39	6	5.99	2.54	0.38	46	2.3	0.2	0.4	0.0	1.0	2.0	3.4
5	6.6	160	0.73	0.84	15.0	1.07	6.8	239	5.10	83	21.32	18.62	9.85	165	13.6	7.0	1.6	3.1	2.8	17.9	25.4
16	1.6	3	0.20	0.19	4.2	0.43	3.0	53	1.40	26	3.54	3.12	2.07	41	2.8	0.8	0.3	0.9	0.9	3.0	5.1
0	0.5	230	0.10	0.24	1.6	0.19	0.6	104	1.68	13	0.60	0.57	1.50	0	4.7	1.8	0.0	0.3	0.5	3.7	4.5
0	6.0	376	0.20	0.29	4.5	0.28	23.0	173	1.43	21	2.82	7.73	9.44	58	7.7	3.8	0.1	0.8	1.5	7.3	9.7
0	0.1	1	0.00	0.01	0.0	0.01	0.0	2	0.00	5	2.89	1.15	0.42	12	0.0	0.0	0.5	0.2	0.0	1.2	1.9
16	8.2	610	0.50	0.73	10.3	0.91	26.6	332	4.55	65	9.85	12.57	13.13	111	15.2	6.4	0.6	2.3	2.7	17.3	22.9
0	3.4	42	0.13	0.13	1.3	0.16	6.4	136	1.05	40	1.26	5.64	3.71	32	4.6	1.0	0.0	0.7	5.7	6.5	
0	2.0	122	0.19	0.61	2.3	0.31	0.5	147	1.60	76	7.60	7.37	0.88	36	5.0	1.7	0.0	1.8	0.7	6.1	8.6
0	3.3	125	0.28	0.26	3.0	0.40	0.5	89	1.71	51	7.65	12.88	7.67	69	4.4	2.0	0.2	2.1	1.1	6.5	9.9
0	8.7	289	0.60	1.00	6.6	0.87	7.4	372	4.36	167	16.51	25.89	12.26	137	14.0	4.7	0.2	4.0	2.5	18.3	25.0
2	5.3	317	0.16	0.43	1.2	0.24	0.5	162	1.56	37	2.28	4.62	3.77	231	5.3	0.8	1.0	0.0	5.1	7.1	
0	2.5	87	0.07	0.07	1.1	0.14	0.1	62	0.57	18	1.53	4.48	5.73	1	4.3	3.3	0.0	0.3	4.5	5.1	
0	3.6	50	0.10	0.13	0.9	0.26	0.9	57	1.50	9	3.55	9.25	8.45	39	4.8	2.0	0.7	0.8	6.8	8.3	
0	0.1	0	0.04	0.04	0.8	0.06	0.0	23	0.32	0	0.13	0.06	0.14	0	0.3	0.5	0.0	0.0	2.4	2.4	
2	11.5	454	0.37	0.67	8.2	0.70	1.5	304	3.95	64	7.49	18.44	18.09	271	14.7	6.8	1.0	1.3	1.8	18.8	22.9
0	4.6	18	0.10	0.13	2.4	0.24	0.2	45	1.03	32	0.33	0.41	0.56	0	6.9	0.7	0.0	0.0	1.7	5.0	6.7
0	2.3	24	0.11	0.05	1.4	0.16	0.1	0	23	0.83	17	2.01	5.49	5.64	4	2.4	1.4	0.0	0.0	0.0	7.1
0	4.6	56	0.24	0.16	2.7	0.22	0.8	88	1.03	21	4.56	10.32	10.40	12	3.5	1.7	0.0	1.8	0.0	6.9	8.7
0	0.0	1	0.04	0.02	0.1	0.08	0.0	6	0.20	0	0.09	0.01	0.29	0	0.1	0.0	0.0	0.0	1.5	1.6	
0	11.5	99	0.49	0.36	6.6	0.70	0.5	162	3.09	70	6.99	16.32	16.89	16	13.2	3.8	0.0	1.9	2.3	19.9	24.1
1	4.0	36	0.11	0.17	1.6	0.12	0.4	61	0.94	15	4.99	7.79	5.26	122	3.6	1.3	0.5	0.3	0.8	3.8	5.4
0	2.9	37	0.32	0.11	3.9	0.30	0.3	56	0.87	13	3.21	8.25	5.41	39	3.7	2.0	0.0	0.9	0.7	5.8	7.4
4	2.9	23	0.13	0.14	3.5	0.28	3.3	49	1.20	13	1.46	4.16	3.14	35	2.9	1.8	0.0	0.5	0.3	5.3	6.6
0	0.1	0	0.01	0.01	0.0	0.01	0.0	3	0.01	10	0.00	0.00	0.00	0	0.0	0.0	0.0	0.0	1.6	1.6	
5	9.9	96	0.57	0.43	9.0	0.71	4.0	169	3.02	51	9.66	20.20	13.81	196	10.2	5.1	0.5	1.7	2.3	16.5	21.0

5	1.2	15	0.08	0.25	7.6	0.26	5.2	10	0.77	5	6.20	10.01	3.47	54	0.2	1.2	0.3	2.2	0.0	1.2	3.7
1	2.1	19	0.07	0.14	3.4	0.27	0.4	19	0.47	2	1.53	4.52	4.98	46	0.4	1.1	0.0	0.9	0.1	1.7	2.7
0	2.6	44	0.38	0.13	3.8	0.23	0.1	43	0.76	32	2.14	5.35	4.94	45	1.9	0.7	0.1	0.1	0.9	1.9	3.1
0	0.9	9	0.24	0.08	2.7	0.27	0.1	26	0.67	30	0.82	2.08	1.88	12	1.6	0.9	0.0	0.0	0.0	2.0	2.0
0	2.2	28	0.04	0.05	0.6	0.07	0.0	30	0.30	6	1.03	4.03	4.41	1	2.0	0.7	0.0	0.0	1.3	1.6	

掲載ページ	献立名	成分値	エネルギー kcal	たんぱく質 g	脂質 g	炭水化物 g	無機質									A レチノール当量 μg
							ナトリウム mg	カリウム mg	カルシウム mg	マグネシウム mg	リン mg	鉄 mg	亜鉛 mg	銅 mg	マンガン mg	
78	たんぱく質50g／夏	朝食	573	18.1	24.0	72.2	1188	565	313	58	299	1.8	2.3	0.49	1.37	228
		昼食	516	17.4	14.7	61.3	985	450	263	94	233	3.0	2.0	0.51	1.05	268
		夕食	574	16.2	16.3	86.6	558	509	73	41	171	1.5	2.2	0.28	0.88	83
		合計	1663	51.7	55.0	220.1	2731	1524	649	193	703	6.3	6.5	1.28	3.30	579
82	たんぱく質50g／秋	朝食	451	11.4	6.6	84.0	676	461	78	38	177	1.1	2.1	0.27	0.88	33
		昼食	543	14.8	13.3	86.4	1345	434	134	58	226	1.6	2.2	0.39	1.15	28
		夕食	752	22.9	26.4	104.3	796	871	261	89	428	2.6	3.0	0.46	1.15	238
		間食	271	2.0	9.9	45.7	94	220	43	9	54	0.1	0.2	0.06	0.05	77
		合計	2017	51.1	56.2	320.4	2911	1986	516	194	885	5.4	7.5	1.18	3.23	376
86	たんぱく質50g／冬	朝食	549	18.1	10.0	92.2	368	370	43	42	221	1.4	1.7	0.31	0.80	245
		昼食	355	10.6	3.2	69.5	761	560	79	61	192	1.6	2.3	0.44	1.65	199
		夕食	774	19.0	22.2	121.9	1506	776	267	149	307	4.2	12.9	1.22	1.83	643
		間食	156	3.7	4.5	24.2	13	29	9	2	7	0.0	0.0	0.00	0.02	39
		合計	1834	51.4	39.9	307.8	2648	1735	398	254	727	7.2	16.9	1.97	4.30	1126
90	たんぱく質40g／春	朝食	517	9.8	11.7	90.6	414	383	58	55	172	4.8	2.2	0.37	1.21	57
		昼食	684	15.9	18.4	111.3	730	717	84	57	190	1.6	2.5	0.38	1.19	341
		夕食	795	16.2	31.1	108.0	787	804	106	74	235	2.4	2.8	0.48	1.14	172
		合計	1996	41.9	61.2	309.9	1931	1904	248	186	597	8.8	7.5	1.23	3.54	570
94	たんぱく質40g／秋	朝食	569	15.1	12.6	95.2	449	677	188	61	232	3.2	2.4	0.36	1.06	1044
		昼食	406	8.8	12.7	61.4	1312	253	78	39	103	1.0	0.6	0.14	0.61	227
		夕食	669	14.1	23.4	95.1	778	457	50	58	208	1.0	2.2	0.31	0.85	273
		間食	189	3.2	0.4	41.7	287	89	5	13	52	0.5	0.5	0.10	0.65	0
		合計	1833	41.2	49.1	293.4	2826	1476	321	171	595	5.7	5.7	0.91	3.17	1544
98	たんぱく質30g／夏	朝食	532	7.9	1.5	119.1	325	535	81	48	136	1.6	1.8	0.34	0.86	462
		昼食	559	8.3	14.1	95.4	685	251	27	29	139	0.6	1.4	0.27	0.84	295
		夕食	691	14.8	27.4	91.7	701	585	139	68	238	1.5	2.2	0.42	1.69	32
		間食	131	1.3	0.6	30.6	4	164	35	10	23	1.0	0.3	0.04	0.03	0
		合計	1913	32.3	43.6	336.8	1715	1535	282	155	536	4.7	5.7	1.07	3.42	789
102	たんぱく質30g／秋	朝食	425	10.4	19.8	51.7	596	345	57	27	147	1.0	1.1	0.14	0.22	322
		昼食	587	8.5	19.5	92.7	836	720	62	46	185	1.5	1.1	0.25	0.34	184
		夕食	523	12.6	9.8	91.8	722	468	31	50	181	0.9	1.5	0.33	1.12	183
		間食	127	0.1	0.0	32.8	2	30	3	3	4	0.3	0.1	0.02	0.00	27
		合計	1662	31.6	49.1	269.0	2156	1563	153	126	517	3.7	3.8	0.74	1.68	716

●一品料理編 （106ページより）

掲載ページ		献立名	エネルギー kcal	たんぱく質 g	脂質 g	炭水化物 g	ナトリウム mg	カリウム mg	カルシウム mg	マグネシウム mg	リン mg	鉄 mg	亜鉛 mg	銅 mg	マンガン mg	A レチノール当量 μg
106	高エネルギーの料理①	イワシのオーブン焼き	294	15.6	22.5	5.0	433	227	106	24	207	1.4	1.5	0.10	0.09	49
		小アジの南蛮漬け	216	12.8	12.1	12.2	417	280	26	28	153	0.6	0.5	0.06	0.03	10
		豚カツ	240	12.2	13.5	16.6	320	346	38	26	127	0.8	1.2	0.10	0.19	61
		肉じゃが	160	6.6	5.2	22.0	354	437	13	27	93	0.6	0.7	0.11	0.15	6
		揚げなす	121	1.4	10.1	5.9	285	219	16	18	34	0.3	0.2	0.06	0.19	19

1人分あたりの成分値																					
ビタミン											脂肪酸			コレステロール	食物繊維量	食塩相当量	食品群別熱量点数				計
D	E	K	B₁	B₂	ナイアシン	B₆	B₁₂	葉酸	パントテン酸	C	飽和	一価不飽和	多価不飽和				第一群♠	第二群♥	第三群♣	第四群♦	
μg	mg	μg	mg	mg	mg	mg	μg	μg	mg	mg	g	g	g	mg	g	g					
2	1.4	15	0.05	0.26	0.8	0.06	0.7	28	0.86	1	1.85	3.66	2.55	231	0.2	0.9	1.0	0.0	0.0	0.8	1.8
2	1.4	33	0.07	0.27	0.4	0.09	0.5	38	0.97	1	3.34	4.21	6.03	231	0.7	1.0	1.0	1.5	0.0	0.9	3.4
0	3.1	113	0.19	0.14	2.2	0.21	0.1	95	0.81	20	4.56	7.51	7.69	14	3.3	1.3	0.0	1.9	0.3	1.7	3.9
0	0.1	2	0.10	0.04	0.4	0.07	0.0	17	0.13	0	0.05	0.04	0.16	0	3.9	0.2	0.0	0.0	0.9	0.9	1.7
0	0.2	4	0.04	0.18	0.1	0.03	0.3	5	0.61	1	7.40	2.88	0.33	33	0.1	0.1	1.9	0.0	0.0	0.5	2.4
1	0.9	6	0.10	0.24	0.7	0.36	0.6	41	1.38	17	3.37	2.11	0.67	153	0.9	0.1	1.4	0.0	0.9	0.4	2.7
0	2.1	23	0.14	0.09	5.7	0.32	0.3	34	1.59	5	1.52	3.94	4.78	21	2.5	1.1	0.0	0.6	0.2	5.5	6.3
0	1.1	3	0.10	0.09	2.2	0.17	0.4	41	0.77	4	5.41	2.29	0.55	89	1.5	1.3	0.0	0.4	0.2	4.5	5.1
2	1.3	13	0.15	0.29	1.6	0.29	0.5	54	1.77	23	6.88	4.37	1.37	253	3.5	1.7	1.0	0.0	1.0	5.6	7.6
2	2.0	47	0.18	0.71	3.2	0.32	0.5	58	2.05	13	7.08	5.20	2.17	266	3.2	1.8	1.0	0.3	0.4	5.9	7.6
0	1.1	22	0.25	0.14	2.9	0.22	0.1	48	1.47	11	3.07	4.45	4.29	24	5.0	3.3	0.0	0.0	0.2	6.2	7.2
0	1.2	4	0.17	0.11	2.3	0.17	15.7	15	0.70	0	1.26	4.40	1.49	12	2.8	1.7	0.0	0.1	0.1	4.6	4.8
2	0.4	2	0.12	0.05	6.2	0.43	0.8	19	0.52	5	0.12	0.13	0.13	20	1.7	1.1	0.0	0.6	0.9	0.1	1.6
22	3.7	52	0.12	0.20	4.7	0.48	4.1	41	1.08	7	1.69	6.59	4.75	51	0.6	1.5	0.0	1.2	0.1	1.4	2.8
0	1.2	73	0.07	0.17	4.3	0.18	0.3	33	1.47	11	3.52	6.27	3.34	78	0.6	1.2	0.0	2.0	0.1	0.8	2.9
0	1.2	13	0.73	0.19	5.2	0.31	0.2	9	0.77	16	2.98	4.97	2.63	54	1.3	1.0	0.0	1.8	0.1	0.8	2.7
2	2.0	28	0.04	0.26	0.5	0.07	0.7	45	0.88	4	1.96	4.07	3.00	257	0.3	0.4	1.0	0.0	0.0	0.6	1.8
1	2.4	104	0.10	0.28	4.8	0.26	0.6	105	1.45	35	2.89	6.52	4.53	23	4.0	1.6	0.0	0.9	0.4	1.5	2.8
0	1.3	9	0.17	0.13	3.0	0.37	0.5	39	1.01	29	4.98	3.78	0.85	35	3.0	1.2	0.0	0.2	1.5	1.5	3.2
1	3.0	23	0.04	0.09	1.0	0.11	4.0	23	0.43	2	1.74	5.78	6.35	122	0.7	0.6	0.1	0.5	0.0	2.3	2.9
0	0.7	13	0.05	0.07	2.3	0.06	1.0	18	0.09	1	2.55	1.76	2.69	17	0.7	0.6	0.0	0.0	0.0	1.4	1.4
0	0.5	5	0.09	0.07	1.0	0.09	0.2	40	0.76	15	0.12	0.17	0.51	0	4.1	1.1	0.0	0.0	0.0	0.9	0.9
0	0.1	10	0.04	0.04	0.5	0.09	0.2	19	0.24	11	4.33	1.72	0.19	18	1.6	0.3	0.8	0.0	0.5	0.0	1.3
0	1.5	62	0.01	0.02	0.2	0.06	0.1	33	0.18	18	0.71	3.69	2.34	15	1.8	0.2	0.0	0.0	0.0	1.1	1.1
0	0.9	32	0.04	0.02	0.3	0.07	0.0	31	0.17	14	0.30	1.21	1.33	0	1.0	0.3	0.0	0.0	0.5	0.4	0.9
0	0.0	0	0.02	0.01	0.2	0.03	0.0	7	0.09	1	0.00	0.00	0.00	0	1.3	0.3	0.0	0.0	0.0	0.2	0.2
0	0.9	7	0.01	0.02	0.3	0.05	0.0	22	0.09	5	0.48	1.81	1.99	0	1.3	0.7	0.0	0.1	0.0	0.4	0.4
0	0.0	80	0.03	0.03	0.6	0.07	0.1	28	0.17	10	0.00	0.00	0.02	0	1.0	0.3	0.0	0.0	0.4	0.0	0.4
0	1.1	7	0.01	0.02	0.3	0.04	0.1	14	0.14	1	0.54	1.98	2.19	0	1.9	0.6	0.0	0.0	0.0	0.8	0.8
0	1.4	30	0.04	0.04	0.1	0.12	0.1	49	0.13	16	0.60	2.42	2.64	0	1.9	0.7	0.0	0.0	0.1	1.4	1.6
0	0.0	8	0.00	0.00	0.0	0.00	0.0	2	0.03	0	0.00	0.00	0.00	0	0.9	0.0	0.0	1.1	0.0	0.0	1.1
1	0.6	9	0.02	0.10	0.1	0.04	0.2	10	0.34	0	12.64	5.75	0.86	139	0.4	0.2	0.4	0.0	0.4	5.2	6.0
0	3.4	30	0.05	0.07	1.4	0.09	0.2	24	0.54	10	1.21	4.26	4.60	55	1.2	1.8	0.1	0.2	0.2	5.8	6.3
0	0.1	2	0.01	0.00	0.1	0.02	0.0	9	0.02	0	4.33	1.72	0.18	18	0.0	0.0	0.8	0.0	0.0	1.6	2.4
0	0.0	0	0.00	0.00	0.0	0.02	0.0	1	0.04	1	0.00	0.00	0.00	0	0.3	0.0	0.0	0.0	0.1	1.0	1.1
0	2.3	38	0.09	0.06	1.2	0.19	0.1	46	0.30	67	2.09	4.22	3.03	5	1.6	0.8	0.0	0.5	0.3	1.2	2.0

栄養成分値一覧

掲載ページ		料理名 / 成分値	エネルギー kcal	たんぱく質 g	脂質 g	炭水化物 g	無機質 ナトリウム mg	カリウム mg	カルシウム mg	マグネシウム mg	リン mg	鉄 mg	亜鉛 mg	銅 mg	マンガン mg	A レチノール当量 μg
110	高エネルギーの料理②	カニたま風	150	7.5	9.7	6.8	361	131	32	12	117	1.2	0.7	0.05	0.02	85
		卵の袋煮	275	13.7	15.8	17.2	395	144	125	53	195	2.5	1.7	0.15	0.62	93
		豚肉と厚揚げのみそいため	312	10.9	21.5	17.8	563	484	176	55	163	2.1	1.4	0.20	0.73	135
		いんげん豆のつぶし煮	136	4.0	0.4	29.5	78	300	26	30	80	1.2	0.5	0.15	0.11	0
		ココアミルク	193	3.9	11.8	18.2	51	179	128	13	109	0.0	0.4	0.02	0.01	107
		バナナセーキ	208	6.1	7.6	31.4	49	461	136	38	177	0.9	0.4	0.10	0.22	96
114	主菜を兼ねたごはん・めん料理	炊き込みごはん	505	14.9	11.1	81.6	462	338	45	51	197	1.3	1.8	0.28	1.05	147
		エビピラフ	408	13.5	9.0	65.1	513	233	34	35	205	1.2	1.8	0.37	0.73	58
		卵カレー	609	14.4	15.7	98.6	677	482	66	41	223	1.9	2.1	0.35	0.98	281
		オムライス	603	18.5	16.8	88.7	709	486	63	42	252	2.0	2.3	0.34	0.94	218
		肉みそ冷やしラーメン	580	20.5	12.8	90.7	1295	824	68	45	189	1.7	1.7	0.26	0.61	38
		スパゲティボンゴレ	383	12.4	8.0	59.3	653	251	36	78	138	1.5	2.3	0.25	0.06	35
118	良質のたんぱく質がとれる主菜	マグロの山かけ	132	14.0	0.8	17.5	396	544	16	41	166	0.9	0.7	0.12	0.18	57
		サケのワイン蒸しマヨネーズソース	218	16.5	14.7	3.3	418	367	40	27	195	0.7	0.7	0.05	0.08	110
		鶏肉のなべ照り焼き	232	13.8	15.2	6.8	490	336	28	23	149	0.6	0.9	0.05	0.05	73
		豚肉のしょうが焼き	213	17.1	12.2	5.5	383	358	20	27	177	0.9	1.7	0.08	0.18	16
		中国風いり卵	147	9.8	10.8	1.1	154	143	46	13	144	1.3	0.9	0.09	0.05	121
122	たんぱく質をおさえた主菜	牛肉とブロッコリーのオイスターソースいため	223	9.7	15.6	11.6	666	388	35	30	137	1.2	1.7	0.20	0.26	79
		ビーフシチュー	255	9.4	10.7	27.8	531	653	27	37	122	1.5	2.1	0.19	0.31	350
		ワカサギと野菜のフライ	231	9.7	15.1	12.5	360	126	238	20	204	0.8	1.2	0.14	0.18	57
		キツネッツ	113	9.3	7.7	0.9	176	82	130	28	154	0.9	0.8	0.05	0.23	34
		五目豆	75	3.5	0.9	14.4	426	400	46	40	74	0.7	0.5	0.12	0.26	289
126	カリウムと塩分をおさえた副菜	じゃが芋のサワーサラダ	108	1.8	6.8	9.5	122	196	18	12	29	0.4	0.2	0.05	0.04	79
		キャベツのカレーマヨネーズサラダ	86	1.0	7.4	4.4	93	98	32	9	25	0.3	0.2	0.04	0.24	90
		白菜とみかんのサラダ	70	0.7	3.0	10.3	121	168	25	10	24	0.3	0.1	0.05	0.07	33
		はりはり大根	18	1.0	0.0	4.3	141	182	29	10	15	0.5	0.1	0.01	0.04	77
		大根のいためなます	71	1.1	4.6	6.6	296	145	29	12	21	0.3	0.2	0.03	0.08	140
		小松菜とじゃが芋のからし浸し	28	1.2	0.1	5.7	232	151	42	13	27	0.6	0.2	0.04	0.07	130
		こんにゃくのピリ辛いため	74	1.1	5.0	6.5	292	132	29	7	23	0.4	0.3	0.03	0.11	140
		にんにくの茎とはるさめのオイスターソースいため	125	2.1	6.1	16.6	309	87	20	11	24	0.4	0.1	0.03	0.15	44
130	治療用特殊食品を使った料理	冷ややっこ	88	1.0	5.8	7.5	4	64	3	4	16	0.0	0.0	0.00	0.23	18
		レーズンケーキ	474	4.7	25.4	56.0	69	152	38	5	84	0.7	0.3	0.06	0.02	216
		天ぷらうどん	513	10.1	25.9	58.4	730	303	23	26	152	0.9	0.6	0.10	0.11	160
134		コーヒーゼリー	197	1.3	6.8	33.8	7	42	10	4	11	0.0	0.0	0.00	0.00	59
		りんごのワイン煮	91	0.1	0.0	18.3	1	55	3	4	6	0.1	0.0	0.02	0.06	1
		野菜いためカレー味	159	2.5	10.0	15.9	313	199	22	13	49	0.4	0.3	0.05	0.13	52

著者プロフィール

●病態解説

北本　清（きたもと・きよし）

杏林大学医学部名誉教授。慶應義塾大学医学部大学院（内科学）修了。
杏林大学医学部第一内科教授、付属病院副院長、医学部総合医療学教授、
総合診療科長、医学部付属看護専門学校長、日本腎臓学会幹事などを経て、現職。
専門は、腎炎、ネフローゼ、慢性腎不全などの腎臓病および高血圧など
生活習慣病の治療などに関する臨床的研究、総合診療（プライマリケア）
に関する研究、教育。日本腎臓学会名誉会員。
著書に『腎臓疾患』『腎機能の正しい評価』『腎生検の病理』『看護の基礎科学』ほか。

●栄養指導

本田佳子（ほんだ・けいこ）

女子栄養大学栄養学部教授。
女子栄養大学卒業、東北大学大学院医学系研究科博士課程修了。
虎の門病院栄養部部長を経て、現職。
日本病態栄養学会常任理事、日本臨床栄養学会評議委員などを務める。
共書に『糖尿病性腎症の人の食事』（当出版部）、『糖尿病腎症の献立カード』ほか。

塚田芳枝（つかだ・よしえ）

杏林大学医学部付属病院栄養部科長。
女子栄養大学栄養学部卒業。虎の門病院栄養部科長を経て、現職。
日本病院会東京都支部栄養部会役員。日本病態栄養学会評議員。

●調理

高橋敦子（たかはし・あつこ）

女子栄養大学名誉教授。
女子栄養大学栄養学部卒業。
著書に『日本の四季　ごちそう暦』『新・こどもクッキング』、
共著に『新版・調理学実習─基礎から応用』（いずれも女子栄養大学出版部）ほか。

健康21シリーズ⑩
腎臓病の人の食事

2004年9月25日　初版第1刷発行
2014年4月20日　初版第11刷発行

著者／北本　清
本田佳子
塚田芳枝
高橋敦子
発行者／香川達雄
発行所／女子栄養大学出版部
〒170-8481　東京都豊島区駒込3-24-3
電話03-3918-5411（営業）
　　03-3918-5301（編集）
ホームページhttp://www.eiyo21.com
振替　00160-3-84647
印刷・製本／日本写真印刷株式会社

＊乱丁・落丁本はお取り替えいたします。
＊本書の内容の無断転載・複写を禁じます。
＊本書を代行業者等の第三者に依頼して電子複製を行うことは一切認められておりません。

©Kitamoto Kiyoshi, Honda Keiko, Tsukada Yoshie, Takahashi Atsuko 2004. Printed in Japan
ISBN978-4-7895-1820-8